上海市老年教育普及教材

上海市学习型社会建设与终身教育促进委员会办公室

老年人合理用药

U0220021

复旦大学出版社

本书编写组

编著　董文哲　吴国忠

丛书策划

朱岳桢　杜道灿

前　言

　　根据上海市老年教育"十二五规划"提出的实施"个、十、百、千、万"发展计划中"编写100本老年教育教材，丰富老年学习资源，建设一批适合老年学习者需求的教材和课程"的要求，在上海市学习型社会建设与终身教育促进委员会办公室、上海市老年教育工作小组办公室和上海市教委终身教育处的指导下，由上海市老年教育教材研发中心会同有关老年教育单位和专家共同研发的"上海市老年教育普及教材"，共100本正式出版了。

　　此次出版"上海市老年教育普及教材"的宗旨是编写一批能体现上海水平的、具有一定规范性、示范性的老年教材；建设一批可供老年学校选用的教学资源；完成一批满足老年人不同层次需求的、适合老年人学习的、为老年人服务的快乐学习读本。

　　"上海市老年教育普及教材"的定位主要是面向街（镇）及以下老年学校，适当兼顾市、区老年大学的教学需求，力求普及与提高相结合，以普及为主；通用性与专门化相兼顾，以通用性为主。编写市级普及教材主要用于改善街（镇）、居（村）委老年学校缺少适宜教材的实际状况。

　　"上海市老年教育普及教材"在内容和体例上尽力根据老年

人学习的特点进行编排，在知识内容融炼的前提下，强调基础、实用、前沿；语言简明扼要、通俗易懂，使老年学员看得懂、学得会、用得上。教材分为3个大类：做身心健康的老年人；做幸福和谐的老年人；做时尚能干的老年人。每个大类包含若干教材系列，如"老年人万一系列"、"中医与养生系列"、"孙辈亲子系列"、"老年人心灵手巧系列"、"老年人玩转信息技术系列"等。

"上海市老年教育普及教材"在表现形式上,充分利用现代信息技术和多媒体教学手段，倡导多元化教与学的方式，创新"纸质书、电子书、计算机网上课堂和无线终端移动课堂"四位一体的老年教育资源。在已经开通的"上海老年教育"App上，老年人可以免费下载所有教材的电子版，免费浏览所有多媒体课件；上海老年教育官方微信公众号"指尖上的老年学习"也已正式运营，并将在2015年年底推出"老年微学课堂"。届时，我们的老年朋友可以在微信上"看书"、"听书"、"学课件"。

"上海市老年教育普及教材"编写工作还处于起步阶段，希望各级老年学校、老年学员和广大读者提出宝贵意见。

上海市老年教育普及教材编写委员会
2015年6月

编者的话

随着人口老龄化加剧，老年人所占人口比例越来越高。中国老年人的绝对数是世界第一位，到2035年我国人口将进入老龄化高峰期。每个家庭都有老年人，他们生病用药机会增多，往往一人多病，用药种类较多，而老年人随着年龄的不断增长和各器官功能逐渐衰退，对药物的吸收、分布、代谢、排泄及药物作用与青壮年有很大差异，此时药物不良反应及药源性疾病随之增加。因此，老年人用药的品种及剂量方面都需格外谨慎，我们将老年人生理变化、发病特点及用药须知和几种老年人常见症状的合理用药编写成册，以供老年朋友对照查阅。本书仅作为老年如何合理用药参考书籍，读者可参考用药原则，切勿自行调配处方药使用。

本书共分3部分，第一部分介绍老年人合理用药基本知识；第二部分介绍抗菌药物合理用药；第三部分介绍老年各系统常见疾病的合理用药。在编写各种疾病时，通过介绍疾病特点、疾病类型、疾病危害、疾病症状、疾病病因、疾病治疗、药物合理应用原则等，使老年人了解老年疾病，帮助老年人合理使用药物，尽可能减少药物的毒副反应。

　　本书为了方便读者阅读及增强趣味性，配以手绘简笔画作为插图。本书插图由葛晨曦同学及沈诗雯同学负责；书稿整理过程中，周焱老师提供了很大帮助，在此特别感谢。

　　由于编者经验不足、水平有限，缺点和疏漏之处请广大读者批评指正。

目 录

2 抗菌药物的合理用药 21

3 老年人常见疾病的合理用药 29

1

老年人合理用药基本知识

1.1 合理用药的概念

合理用药是指以当代药物和疾病的系统知识和理论为基础，安全、有效、经济、适当地使用药物，以达到最大疗效和最小的不良反应。

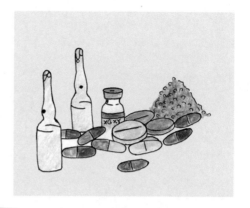

1.1.1 合理用药的基本要素

合理用药包括 4 个基本要素：安全性、有效性、经济性和适当性。

安全性是合理用药的首要条件，它直接体现了对患者切身利益的保护。其意义在于使患者承受最小的治疗风险，获得最大的治疗效果。

有效性是使用药物的关键。药物的有效性表现在不同的方面，如根除病源治愈疾病、延缓疾病进程、缓解临床症状、预防疾病发生、调节人体生理功能等。

经济性是用尽可能少的药费支出换取尽可能大的治疗收益，合理使用有限医疗卫生资源，减轻患者及社会的经济负担，但不能简单地理解为价格越低的药品越经济。

适当性是根据用药对象选择适当的药品，在适当的时间，以适当的剂量、途径和疗程，达到适当的治疗目标。

1.1.2 合理用药的目的和意义

药物是社会发展必不可少的宝贵资源，种类数量有限。因此必须在药物资源的配置和使用方面精打细算，通过正确选用、合理使用，发掘现有药物的作用潜力，才能提高使用效益，从而减少浪费，节约资源。

1.2 合理用药的重要性

药物在疾病的防治中有相当重要的地位，但是药物是"双刃剑"，既能治病，又能致病。用之得当，能治疗疾病，造福人类；使用不当，则产生不良反应，危害人类身体健康，甚至会危害生命安全。世界卫生组织统计资料显示：全球药物不良反应发生率为 10% ~ 20%，其中 5% 因用药不当死亡。据不完全统计，因用药不当的死亡人数居心脏病、癌症、脑卒中之后，排名第 4。因此，如何合理用药是现代临床治疗中迫切需要解决的问题。

1.3 老年人更加需要重视合理用药

随着社会的发展，医学的进步和人民生活水平的不断提高，人类寿命正在延长，人口老龄化日益明显。由于老年人随着年龄增长，机体各器官结构和功能退化，如体质、体力、免疫力、吸收排泄、解毒能力等的降低，使老年人对药物的敏感性和耐受性发生了变化。老年人往往同时患有多种疾病，用药的频率与品种较多，故其不良反应发生率也较大。据调查，75 岁以上的患者每日用药 3 ~ 4 种者占 34%。由此可见，在充分认识老年人生理生化特点及疾病的特征基础上，做到合理用药，减少不良反应，对老年患者尤为重要。

1.4 老年人的生理变化

1.4.1 老年人消化系统功能的改变

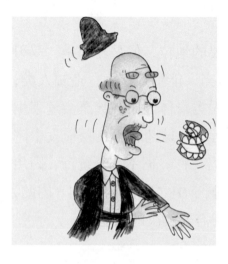

包括：①老年人因牙周病、龋齿、牙齿的萎缩性变化，而出现牙齿脱落或明显的磨损，以致影响对食物的咀嚼和消化。②老年人舌乳头上的味蕾数目减少，使味觉和嗅觉降低，以致影响食欲。③年逾60岁的老年人，其中50%可发生胃黏膜萎缩性变化，胃黏膜变薄、肌纤维萎缩，胃排空时间延长，消化道运动能力降低，尤其是肠蠕动减弱易导致消化不良及便秘。④消化腺体萎缩，胃酸分泌减少和胃酸度下降，胃蛋白酶、胰蛋白酶不足，影响食物消化；胰岛素分泌减少，葡萄糖耐量减退。⑤肝细胞数目减少、纤维组织增多，故解毒能力和合成蛋白的能力下降，致使血浆白蛋白减少，而球蛋白相对增加，进而影响血浆胶体渗透压，导致组织液的生成及回流障碍，易出现水肿。

1.4.2 老年人神经组织功能的改变

神经细胞数量逐渐减少，脑重减轻。据估计，脑细胞数自30岁以后呈减少趋势，60岁以上减少尤其显著，到75岁以上时可降至年轻时的60%左右。脑细胞功能减退，神经细胞的减少和结构的变化，可被纤维结缔组织所取代，最终导致萎缩，因此老年人对复杂的刺激和判断能力减弱；大脑皮质的兴奋性降低，条件反射不易形成，出现不同程度的思维能力和记忆力减退，特别是近期记忆力减退明显，注意力不能集中，对外界事物反应迟钝等。这些表现都是中枢神经系统退行性变化的结果。

1.4.3　老年人心血管系统功能的改变

心脏生理性老化主要表现在心肌萎缩，发生纤维样变化，使心肌硬化及心内膜硬化，导致心脏泵效率下降，使每分钟有效循环血量减少。心脏冠状动脉的生理性和病理性硬化，使心肌本身血流减少，耗氧量下降，对心功能产生进一步影响，甚至出现心绞痛等心肌供血不足的临床症状。

血管也会随着年龄增长发生一系列变化。50 岁以后血管壁生理性硬化渐趋明显，管壁弹性减退，而且许多老年人伴有血管壁脂质沉积，使血管壁弹性更趋下降、脆性增加。结果使老年人血管对血压的调节作用下降，血管外周阻力增大，使老年人血压常常升高；脏器组织中毛细血管的有效数量减少及阻力增大，使组织血流量减少，易发生组织器官的营养障碍；血管脆性增加，血流速度减慢，使老年人发生心脑血管意外的机会明显增加，如脑出血、脑血栓等的发病率明显高于年轻人。

1.4.4　老年人呼吸系统功能的改变

老年人由于呼吸肌及胸廓骨骼、韧带萎缩，肺泡弹性下降，气管及支气管弹性下降，常易发生肺泡经常性扩大而出现肺气肿，使肺活量及肺通气量明显下降，肺泡数量减少，有效气体交换面积减少，静脉血在肺部氧气更新和二氧化碳排出效率下降。

血流速度减慢，毛细血管数量减少，组织细胞功能减退及膜通透性的改变，使细胞呼吸作用下降，对氧的利用率下降。

1.4.5　老年人运动系统功能的改变

骨骼的变化，随着年龄增加，骨骼中无机盐含量增加，而钙含量减少；骨骼的弹性和韧性减低，脆性增加。故老年人易出现骨质疏松症，极易发生骨折。关节变化，主要是老化、滑膜萎缩、分泌滑液减少、关节软骨变薄，弹性降低，增生而骨化；关节囊及周围组织老化，易引起疼痛及功能障碍，形成慢性老年性关节炎。肌肉变化，主要表现为占体重的比例逐渐降低。

1.4.6　老年人泌尿系统功能的改变

肾脏萎缩变小，肾血流量减少，肾脏缺血，可产生肾素，引起高血压，成为肾性高血压。肾小球滤过率及肾小管重吸收能力下降，导致肾功能减退。膀胱逼尿肌萎缩，括约肌松弛，引起尿潴留、排尿不尽，所以老年人常有尿频、尿急等现象。

1.4.7　老年人内分泌系统功能的改变

老年人垂体功能降低，促性腺激素分泌减少，性腺激素分泌不足。出现更年期症状，继而发展为抑郁、猜疑、暴怒等现象，且女性多见。老年人甲状腺功能减退，血中胆固醇增加，会促使动脉粥样硬化症发生。老年人胰岛素分泌减少，且机体对糖的利用率降低，因此，老年人糖尿病的发病率增高。

1.4.8　老年人生殖系统功能的改变

性激素的分泌自40岁以后逐渐降低，性功能减退。老年男性前列腺多有增生性改变，因前列腺肥大可致排尿发生困难。女性 45 ～ 55 岁可出现绝经，卵巢停止排卵。

1.4.9　老年人感觉器官功能的改变

老年人晶状体弹力下降，睫状肌调节能力减退，出现老花眼，近距离视物模糊。有些老年人晶状体浑浊，从而导致白内障。随着年龄的增大，老年人听力、嗅觉、味觉功能减退。

1.4.10　老年人性格及精神的改变

老年人行动举止逐渐缓慢，反应迟缓，适应能力较差，言语重复，性情改变，或烦躁而易怒，或孤僻而寡言。如遇丧偶或家庭不和，更会对情绪产生不良影响。故对老年人应给予周到的生活照顾和精神安慰，使之安度晚年，健康长寿。

1.5　老年人的发病规律

流行病学调查显示，在城市，老年人主要疾病的发病频率由高到低依次为：高血压病、冠心病、高脂血症、慢性支气管炎、脑血管病、糖尿病及恶性肿瘤等；在农村则以慢性支气管炎、肺气肿及慢性胃炎居多。

1.6　老年人的发病特点

（1）易发病且自觉症状较轻。老年人对各种致病因素的抵抗力及对环境的适应能力减弱，容易发病。另外，由于老年人反应性低下，对冷热、疼痛反应性差，体温调节能力也低，故此自觉症状常较轻微，临床表现往往不典型。

（2）病情进展较快。老年人各种器官功能减退，机体适应能力低下，故一旦发病，病情常迅速恶化。如老年人溃疡病，平时无明显胃肠道症状，直到发生消化道出血才就诊，发现已并发出血性休克和肾衰竭，病情迅速恶化。老年心肌梗死起病时仅感疲倦无力、出汗、胸闷，但很快出现心力衰竭、休克、严重心律失常甚至猝死。

（3）多病集于一身，老年患者一人多病的现象常见。一种是多系统同时患有疾病，如有的老年人患有高血压、冠心病、慢性胃炎、糖尿病、胆石症等，多种疾病于一身，累及多个系统；另一种是同一脏器、同一系统发生多种疾病，如慢性胆囊炎、慢性胃炎、慢性结肠炎等同时存在，给诊断和治疗带来困难。

（4）易发生并发症。老年患者随着病情变化，容易发生并发症。主要有：①肺炎。肺炎在老年人的死亡原因中占35%，故有"终末肺炎"之称。②失水和电解质失调。③血栓和栓塞症。④多脏器衰竭，一旦受到感染或严重疾病，可顺次发生心、脑、肾、肺两个或两个以上脏器的衰竭。⑤出血倾向、压疮等。

1.7 老年人的常见疾病有哪些

（1）呼吸系统疾病。如慢性阻塞性肺病、大叶性肺炎、慢性支气管炎等。

（2）中枢神经系统疾病。如阿尔兹海默病、帕金森病等。

（3）消化系统疾病。如慢性胃炎、胃溃疡、便秘等。

（4）心脑血管系统疾病。如高血压病、心律失常、心绞痛、心力衰竭、脑动脉硬化症等。

（5）其他。如感冒、癌症、糖尿病、痛风等。

1.8 老年人切忌滥用药物

（1）不要乱用抗菌药物，抗菌药物是最容易被滥用的药物。有些人患了感冒，并没有出现细菌感染的症状，就使用抗菌药物，这不仅是一种浪费，还可引起不良反应。一旦发生滥用抗菌药物的情况，就有可能给患者带来危害。使用抗生素应严格遵照医嘱服药，切不可盼复心切，擅自加大抗菌药物（包括抗生素和人工合成的抗菌药，如环丙沙星）的药量，否则很可能损伤神经系统、肾脏、血液系统。尤其是对肝、肾功能出现异常的患者，更要慎重。需要强调的是，一般来说，轻度上呼吸道感染选用口服抗菌药物即可，但很多人却选择了静脉输液，这无形中也增加了出现不良反应的风险。青霉素、链霉素都可能引发过敏性休克，其中青霉素最常见，也更为严重。长期使用广谱抗菌药物会抑制或杀死敏感的细菌，然而有些不敏感的细菌或真菌却继续生长、繁殖，造成新的感染，这就是二重感染。

（2）不要滥用解热镇痛药。这类药物是人们应用最广泛的一类药，日常生活中常遇到头疼脑热，或者是牙疼、关节疼、腰腿疼等，人们常常到药店去买退烧药或止疼药，如阿司匹林、泰诺、布洛芬、百服宁等，实际上这些药物只能暂时缓解症状，并不能从根本上治病，还容易延误诊断和治疗。有些解热镇痛药有较严重的不良反应和毒副作用。老年人随着年龄的增长，机体功能也随之退化，更加容易发生不良反应。如阿司匹林口服后，对胃黏膜有一定的刺激性，常可引起恶心、呕吐等症状，还可以使胃溃疡恶化，导致胃出血和穿孔。

（3）不要随意使用安眠药。老年人失眠原因是多方面的，自身内分泌系统及中枢神经功能的变化，或者是某些躯体疾病，如老年性皮肤瘙痒、关节疼痛等都可引起失眠。对于顽固性老年失眠症患者，适当给予镇静安眠药以改善失眠状况是可以的。但要特别注意，避免由此引发成瘾依赖行为。安眠药常常有时间滞后的抑制作用，会导致白天嗜睡、乏力、精神萎靡而容易发生意外跌倒等不良后果，甚至有的老年人在进食、饮水时呛咳和窒息。更为严重的是，有睡眠性呼吸暂停症的老年人若服用安眠药可延长呼吸暂停的时间，以致发生猝死。安眠药对老年人的另一种毒性作用是导致肝、肾功能损害，经常使用者可诱发黄疸、水肿，甚至肝、肾衰竭。对于老年人而言，其肝、肾等重要代谢器官的功能已较青壮年明显衰退，经常服用安眠药，无疑是雪上加霜。如需使用，在服用药时，剂量不可太大，不宜长期服用同一种安眠药。最好的方法是交替或者轮换使用。

（4）慎用降压药。高血压是老年人常见病，合理使用降压药不仅是治疗高血压的需要，也是预防脑血管意外发生的一项重要措施。因此，老年人服用降压药应当注意：①老年人对降压药特别敏感，易发生直立性低血压或急剧性血压下降而引起肾、脑血流量减少。所以，首选作用缓和的降压药，也可联合用药，但分剂量要小于单剂量。②晚饭后不宜服降压药，改为下午4～5点服用，或改为1天1次。③患者如突然出现头痛、头晕、恶心、呕吐或肢体麻木，说话不流利，这是老年人高血压危象的表现，也是脑出血或脑血栓形成的先兆，此时不可盲目使用降压药，必须请医生或送医院诊治。④老年高血压患者若有潜在性糖尿病，不能使用氢氯噻嗪；有支气管哮喘，不得使用普萘洛尔等。⑤老年人血压忽高忽低，使用降压药时剂量不能忽高忽低，要有限度地调整剂量。同时，血压的波动有可能是心理因素造成的。老年人易发脾气，也是血压波动的原因。因此，敬告老年高血压患者，珍惜健康，不要单纯依赖药物降压，更重要的是心理降压。

1.9 老年人用药剂量的选择

药物剂量与治疗效果密切相关。同一种药物使用不同剂量可产生不同效果。通常，按照剂量的大小，把出现疗效的最小剂量称为最小有效量。把人体能够耐受而不致中毒的最大剂量称为极量，极量是安全用药的极限。超过极量而引起的质变、导致患者中毒或死亡的剂量，分别称为中毒量和致死量。常用量则是对大多数患者最适宜的治疗剂量，它在最小有效量和极量之间。患者的个体差异很大，常用量并非对每个人都是最适宜的剂量。有的患者对某种药物特别敏感，而有的患者则反之。如阿托品在逐渐增加剂量时，可依次出现心悸、散瞳、腹胀、面部潮红、兴奋躁动、神经错乱等效应。

因为老年人随着年龄增长、机体生理功能的减退，对药物代谢的能力逐渐减弱，用药后的不良反应也随之增多。因此，老年人用药应采用小剂量，然后剂量逐渐增大。对于一些患有肝、肾功能减退的老年人，在用药期间要密切观察，根据病情，随时调换药物。总之，老年人用药要严格控制剂量，不宜过大，用药时必须按规定剂量，在未经医生同意前，不要自行增加用药剂量。

1.10 老年人的几种特殊给药方法

1.10.1 间歇性给药

经研究发现，有些药物采用间歇给予法不仅可减少频繁用药的麻烦，降低药品消耗，而且可以提高疗效和减少不良反应。如抗结核药由原来每天服用 3 次改为每天给药 1 次；血小板的寿命为 10 天，新生血小板需要 3 天才会有生理功能，因此用于防治心肌梗死所用的阿司匹林采取隔日 1 次给药。

1.10.2 按时辰给药

机体对药物的敏感性及药代动力学等存在明显的周期性变化，根据其变化规律设计合理的给药方法可提高疗效和减少不良反应。如降压药以上午服药作用最强，且易致体位性低血压，故在上午服应适当减量。铁剂的吸收率以晚上 7 点最高，上午较低，以晚间服较好。氨茶碱的吸收率以上午 7 点吸收率较高，以上午 7 点服较好，阿司匹林在上午 6 点服半衰期较长，消除慢、药效高，晚上 6 点服药疗效较差。乙酰胆碱、组胺的反应峰时间为晚上 12 点~凌晨 2 点，因此哮喘容易在凌晨发病。抗组胺药早晨给药生效慢，但疗效持续时间长 1 倍，故早晨给药可起到事半功倍的作用。肾上腺皮质激素在上午 8 点服用疗效较好，不良反应也较轻。

1.10.3 交替给药

有些药物采取交替给药法可延缓耐受性，维持疗效，减少不良反应。如心功能不全及高血压的治疗可交替应用扩血管药、利尿剂及转换酶抑制剂。因为单纯的扩血管药可引起抗利尿激素及醛固酮分泌增加，引起水、钠潴留，从而加重心脏负担，使扩血管药的改善心功能和降压作用减弱。为此，可应用利尿剂治疗水、钠潴留以维持降压作用；但是利尿剂可增强体内肾素血管紧张素的活性而引起血压增高，使治疗作用减退，对此应用转换酶抑制剂以抑制肾素血管紧张素的活性，降低血压，改善心功能。

1.11 老年人如何选择用药时间

近年来，随着医药科学的发展，专家们发现许多药物的疗效与用药时间密切相关。这是因为人体的生理和病理变化与昼夜节律波动现象有关。因此，掌握合理用药时间，能成功治疗疾病和减少药物不良反应。

（1）抗贫血药铁剂：贫血患者晚上 7 点服用铁剂，血液中铁的浓度是早上 7 点服用时的 4 倍，疗效最好，故以晚上 7 点服用最佳。

（2）钙剂：人体的血钙水平在午夜至清晨最低。故临睡前服用钙剂可使钙得到充分的吸收和利用。

（3）降血压药物：根据人体生物钟的节律，降血压药宜分别于早上 7 点、下午 3 点和晚上 7 点 3 次服用。早晚两次的用药量比下午用量要适当少些。如 1 日 1 次的降压药，则宜在上午服用。晚上临睡前不宜服用降压药，以防血压过低和心动过缓，致脑血栓形成。

（4）抗菌类药物：抗菌药物物排泄较快，为了在血液中保持一定浓度，每隔 6 小时应服药 1 次。风湿性或类风湿关节炎患者，常见于每天清晨和上午关节疼痛较重，如服消炎止痛类药物，可在早晨加大剂量服 1 次，效果最好，且可免去中午的 1 次服药。

（5）降糖药：糖尿病患者在凌晨对胰岛素最敏感，这时注射胰岛素用量小，效果好。甲苯磺丁脲宜上午 8 点口服，作用强而且持久，下午服用需要加大剂量才能获得相同的效果。

（6）强心药：心力衰竭患者对洋地黄、地高辛和毛花苷 C 等药物在凌晨 4 点最为敏感。此时服药，疗效比其他时间要高 20 倍左右，但若此时仍按常规剂量使用，极易引起中毒。研究证明，这类药物上午 10 点血药浓度上升缓慢,因此,上午给药疗效更佳。

(7)抗哮喘药:氨茶碱宜在早上 7 点左右服用,效果最佳。其他平喘药以临睡前服用效果好,因为凌晨 0 ~ 2 点是哮喘患者对引起支气管痉挛的乙酰胆碱和组胺最为敏感的时间。

(8)抗过敏药:赛庚啶于早上 7 点左右服用能使药效维持 15 ~ 17 小时,而晚上 7 点服用,只能维持 6 ~ 8 小时。

(9)激素类药:人体对激素类药的反应也有时间节律。由于人体肾上腺皮质激素的分泌高峰在上午 7 点左右,故在每天上午 7 点一次性给药疗效最佳。

(10)解热镇痛药:如阿司匹林,在早上 7 点左右(餐后)服用疗效高而持久;若在下午 6 点和晚上 10 点服用,则效果较差。

(11)降胆固醇药:由于人体内的胆固醇和其他血脂的产生在晚上会增加,因此,患者宜在吃晚饭时服用降胆固醇的药物。

(12)催眠药:一般宜在晚上临睡前半小时服用。

(13)抑制胃酸的雷尼替丁、法莫替丁可以选择每晚睡前服用,因为胃酸的分泌有昼少夜多的规律。

1.12 要熟悉药物特性,注意同一药物作用于不同患者的效应差异

(1)抗菌药物:从理论上讲,致病微生物不受人体衰老的影响,老年人使用抗生素一般不必调整剂量,但是由于老年人一般具有体内水分少、肾功能差等生理特点,故在给予与正常成年人相同的剂量时易导致高血药浓度与毒性反应,此时应适当调整给药剂量,尤其是使用对肾或中枢神经有毒性的抗生素时应注意。

(2)肾上腺皮质激素类药物:老年人常有关节痛,如类风湿

关节炎、肌纤维组织炎（风湿）等，这些疾病往往需服用肾上腺皮质激素类药物，此类药物最常见的不良反应之一是长期大量应用可促进蛋白质分解，形成负氮平衡，出现肌肉萎缩；骨质形成障碍、骨质脱钙等可致骨质疏松，严重者可发生骨缺血坏死或病理性骨折。此外，骨质疏松症也是老年人常患的疾病之一，故使用激素时，不可长期使用，如必须用则需补充钙剂及维生素 D。

（3）解热镇痛药：解热镇痛类药物如吲哚美辛、保泰松等，容易损害肾脏，而出汗过多又易造成老年人虚脱。

（4）利尿降压药：利尿剂降压效果肯定，但若过度用药，则容易引起有效循环血量不足和电解质紊乱。噻嗪类利尿剂不宜用于糖尿病和痛风的患者。

1.13 药物对老年人的影响

由于药物的作用对老年人可产生一定影响。这些影响往往导致不良反应的发生。部分药物作用对老年人产生不良反应如下。

（1）肝素：60 岁以上患者用药后出血发生率增高，尤其是女性患者，应密切观察。

（2）华法林：老年人用后其抗血凝作用和不良反应均增强，用药过程中应观察出血迹象，并检测凝血时间。

（3）阿米替林、丙咪嗪：多数老年患者用药后易出现神经系统症状，如不安、失眠、健忘、激动、定向障碍、妄想等，发现后应停药。

（4）庆大霉素、卡那霉素、妥布霉素：由于老年人肾清除率降低而半衰期延长，增强此类药物的耳毒性和肾毒性。应注意调整剂量或给药间隔时间。

（5）青霉素：老年人因肾分泌功能减退，排泄减慢，使血药浓度增高，易出现中枢神经的毒性反应，如诱发癫痫及昏迷等。故大剂量使用时宜谨慎。

（6）地高辛：由于肾清除功能减退而延长半衰期，以及肥胖患者易出现中枢毒性反应，如恶心、呕吐或出现心脏毒性，应酌情调整剂量。

（7）普萘洛尔：老年人用药时不良反应增加，如头昏、眩晕、嗜睡、心动过缓、低血压及传导阻滞等，可能因肝功能及血浆蛋白含量的变化所致。应给药剂量个体化，并注意观察不良反应的发生。

（8）铁剂：由于胃酸分泌减少，致使铁剂的吸收可能减少，以适量同服稀盐酸为宜，或增加给药剂量。

（9）左旋多巴：老年人用药易发生严重不良反应，如低血压、晕厥、恶心、呕吐，有时使抑郁症加重，出现定向障碍及妄想等，应减少剂量，并密切观察。

（10）哌替啶：由于在体内游离型药物较多，可加重其恶心、低血压及呼吸抑制等不良反应，谨慎为宜。

（11）巴比妥类：因代谢与排泄的变化，可延长中枢抑制，或反而出现兴奋、激动，宜慎用。

（12）地西泮（安定）、氯氧平（利眠宁）：可使中枢神经抑制性不良反应增强。老年人宜适当减少剂量。

（13）钾盐：老年人用药易产生中毒症状，宜小剂量，最好监测血药浓度。

（14）对乙酰氨基酚（扑热息痛）：由于血浆半衰期的明显延长，宜容易造成积蓄而引起药物不良反应，应予注意。

（15）茶碱：有充血性心力衰竭和肝硬化的患者，药物的清除率减慢，血药浓度升高。对大脑和心血管疾病的患者易引起癫痫发作和心律失常，应注意维持量的调整。

1.14 老年人合理用药的基本原则

1.14.1 明确诊断，对症下药

选用尽可能少的药物。明确诊断后,根据患者体重、健康状况、用药史及肝、肾功能等实际情况，以缓解症状、减轻痛苦或纠正病理过程为目的，选择不良反应少或轻的药物。若需联用药物，则不宜超过 3 ~ 4 种，否则极有可能导致不良反应的发生或加剧。如抗抑郁药、抗精神病药、抗胆碱药、抗组胺药都具有抗胆碱作用，合用后其口干、视物模糊、便秘、尿潴留等不良反应具有相加性；镇静药、血管扩张药、降压药、利尿药、抗抑郁药均可产生直立性低血压，合用则可引起低血压。

1.14.2 应用最低有效剂量

老年人用药应以最低有效剂量开始治疗或者是由小剂量逐渐加大，以求找到最合适的剂量，一般采用成年人的 1/3 ~ 1/2 或 3/4 的剂量，最好是剂量个体化。若有些患者靠调整剂量不能达到理想的要求，则还要考虑调整给药次数或给药方式，必要时应进行血药浓度监测。

1.14.3 注意联合用药及药物禁忌证

避免同一类型或不良反应相似的药物合用，避免应用对老年人具有高危险性药物，注意药物禁忌证。如感冒时阿司匹林、芬必得、对乙酰氨基酚等不能过多合用；降压药物硝苯地平、美托

洛尔不要合用太多。

1.14.4 选择适宜的用药时间和服用剂型

老年人因视力、听力和记忆力衰退，往往不能遵照医嘱而误用药物。医师与药师除了应耐心解释用药方法外，应尽量简化药疗方案，使老年患者易于领会与接受，最好是 1 日用药 1 次，不宜间隔用药和长期用药。有些老年人吞服片剂或胶囊有困难，尤其是剂量较大或药物种类较多时更难吞服，可能选用颗粒剂冲服更好。

1.14.5 选择适宜的给药途径

老年人患慢性病，一般不主张用静脉注射和肌内注射方法给药。但如患急性病、急性感染伴有高热等，则需要静脉途径给药。这是因为老年人的肌肉对药物的吸收能力较差，注射后疼痛较显著或易形成硬结。因此，应尽量减少注射给药。

1.14.6 普及医药科普知识

老年患者往往比较关注且轻信与自己疾病相关的医药广告，社会各界应大力宣传医药科普知识，告知老年患者不要随意使用广告推荐的药品，不能滥用偏方和秘方、滋补药或抗衰老药。同时也要告知老年患者，糖皮质激素类药物、解热镇痛药物、抗生素、维生素、泻药、安眠药物等都应避免滥用，否则会出现较严重的后果。

1.15　处方药与非处方药的区别及用药注意事项

　　所谓处方药，就是只能凭有处方权的执业医师开出的处方才能购买和使用的药品。

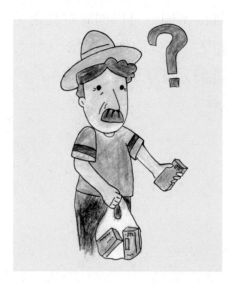

处方药是指那些药理作用强、用于治疗较重疾病，易引起毒副反应的药品，患者必须去医院，经医生明确诊断后，凭处方取药，并在医护人员地指导或监护下使用。如抗癫痫药、抗精神病药、降血压药、治冠心病药等，以及经注射途径使用的各类药品，均不得在药房、药店或超市内销售，以防应用不当而中毒，危及人们的生命安全。而非处方药（简称OTC）则是消费者不需要医生处方，可根据自己的病情，按药品标签内容、说明书的说明，自行到药房或药店购买、使用的安全有效药品。

　　自购非处方药时的注意事项：除根据自己的病情及认真看标签内容、说明书外，还应注意：①解热、镇痛药，用于解热时最多服用3日，止痛时最多服用5日，症状未缓解或消失应向医师咨询。②镇静催眠药，用于失眠时，连续服用不得超过1周。③抗酸药与胃黏膜保护药，服用1周，症状未缓解或消失应向医生咨询。④胃肠解痉药，服用1日，症状未缓解或消失应向医师咨询。⑤感冒用药，服用1周，症状未缓解或消失应向医师咨询。⑥镇咳药，服用1周，症状未缓解或消失应向医师咨询。⑦平喘药，服用3日，症状未缓解或消失应向医师咨询。所以在应用非处方药的过程中，患者应注重医疗知识和用药知识的学习，要重视咨询医师和执业药师，防止经验用药和盲目用药，要认真阅读药品说明书，注意药物的双重性，特别要注意药物的毒副作用。

处方药与非处方药除上述的界定外，我们还应知道，同一种药物（活性成分）因其剂型和适应证的不同，可以同时将其划为处方药与非处方药，并在剂量、疗程和适应证方面加以限定。因此，如果您对自己的病情把握得不是很准确，最好还是到正规医院找医生看，这样用药才更稳妥些。

2

抗菌药物的合理用药

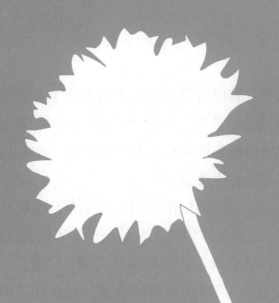

2.1 什么是抗菌药物

抗菌药物是指由生物包括微生物（如细菌、真菌、放线菌）、植物和动物在内，在其生命活动过程中所产生的，能在低微浓度下有选择地抑制或影响其他生物功能的有机物质——抗生素及由人工半合成、全合成的一类化学药物的总称。

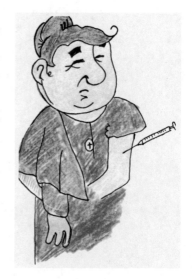

2.2 滥用抗菌药物的危害

（1）产生耐药性：滥用抗菌药物最大的危害就是细菌对抗菌药物产生广泛而迅速的耐药性。滥用抗菌药物的过程就是培养耐药性细菌的过程。细菌耐药性的产生和不断增加，破坏生态环境，严重威胁人类身体健康和生命安全。

（2）引起菌群失调：应用抗菌药物（特别是广谱抗生素）在杀灭致病菌的同时，也会对体内的正常菌群产生不同程度的影响，破坏人体内微生态环境的稳定，引起菌群失调、二重感染和造成内源性感染（医院感染），增加患者的痛苦，延长住院时间，增加病死率，增加医疗费支出。

（3）引起不良反应及药源性疾病发生：滥用抗菌药物会引起许多不良反应及药源性疾病发生，如肝、肾损害，药物性营养不良等。抗菌药物产生的不良反应大都具有渐进性、积累性，故有隐蔽性，一时难以觉察，使患者病情加重，甚至发生致残或致死。

2.3　老年人使用抗菌药物需要注意的事项

老年人的组织、器官呈生理性退行性变，免疫功能也逐渐减退。患有感染性疾病时，如果按一般常用量使用主要经肾排出的抗菌药物，由于老年人肾功能呈生理性减退，药物自肾排出会减少，导致药物在体内蓄积，血药浓度增高，容易引起药物不良反应。因此，老年患者，尤其是高龄患者使用主要自肾排出的抗菌药物时，应按轻度肾功能减退的情况减量给药，可用正常治疗量的 1/2 ～ 2/3。老年患者宜选用毒性低并具杀菌作用的抗菌药物，如青霉素类、头孢菌素类等 β 内酰胺类药物；毒性大的氨基糖苷类等药物应尽可能避免应用，有明确应用指征时在严密观察下慎用，同时应进行血药浓度监测，据此调整剂量，使给药方案个体化，以达到用药安全、有效的目的。

2.4　常用抗菌药物及人工半合成抗菌药物

（1）β - 内酰胺类：包括青霉素类、头孢菌素类、头霉烯类、青霉烯类、碳青霉烯类等。

（2）氨基糖苷类：常用药物有链霉素、卡那霉素、庆大霉素、妥布霉素、奈替米星、阿米卡星、依替米星等。这类药物均具肾毒性、耳毒性（耳蜗、前庭）和神经肌肉阻滞作用。因此，用药期间应监测肾功能（尿常规、血尿素氮、血肌酐），严密观察听力及前庭功能，注意观察神经肌肉阻滞症状。一旦出现上述不良反应先兆时，须及时停药。

（3）大环内酯类：包括红霉素、螺旋霉素、交沙霉素、阿奇霉素、克拉霉素、罗红霉素等。

（4）林可霉素类：包括林可霉素及克林霉素，对金黄色葡萄球菌引起的骨髓炎为首选药物；长期使用可引起二重感染、严重假膜性肠炎。

（5）糖肽类：药物有万古霉素、去甲万古霉素和替考拉宁。主要用于治疗铜绿假单胞菌引起的败血症、泌尿道和烧伤创面感染。口服用于肠道手术前准备和消化道感染。

（6）四环素类：包括四环素、多西环素、米诺环素、金霉素等。现已少用。金霉素眼药膏用于眼部感染。

（7）氯霉素类：氯霉素因可引起粒细胞缺乏及再生障碍性贫血，应用普遍减少，外用于细菌性眼科感染。

2.5 常用人工全合成抗菌药物

（1）喹诺酮类：包括诺氟沙星、氧氟沙星、环丙沙星、左氧氟沙星、加替沙星、莫西沙星等。

（2）尼立达唑类：包括甲硝唑等。临床上主要用于治疗厌氧菌引起的口腔、腹腔、女性生殖器、下呼吸道、骨和关节等部位的感染。

2.6 老年人应用抗菌药物的不良反应

（1）过敏反应：几乎所用抗菌药物均可引起，常见药物为 β 内酰胺类、链霉素、喹诺酮类、磺胺类等。

（2）肾脏损害：肾脏损害的早期表现为蛋白尿和管型尿，继而尿中出现红细胞，尿量增多或减少，并可出现尿钾排出量增多、氮质血症、血清肌酐升高等，少数患者出现急性肾衰竭、尿毒症。

发生肾毒性抗菌药物主要包括有氨基糖苷类、头孢菌素类、四环素类、万古霉素、磺胺类等。

（3）肝脏损害：头孢菌素类、四环素类、林可霉素类、磺胺类等可引起肝脏损害。多数头孢菌素类大剂量使用可致转氨酶、碱性磷酸酶、血胆红素值升高。

（4）胃肠道反应：口服抗菌药物后可引起胃部不适，如恶心、呕吐、上腹饱胀和食欲减退等。

（5）血液系统损害：各类抗感染药物在长期和大剂量应用时都可以影响血细胞的生成，致血细胞减少，包括白细胞及粒细胞减少、血小板减少及全血系统减少即再生障碍性贫血。

（6）神经系统毒性：大剂量青霉素可引起青霉素脑病，表现为癫痫、惊厥。氨基糖苷类可引起耳鸣、眩晕、耳聋、神经肌肉阻滞，表现为呼吸抑制。

（7）二重感染：抗菌药物可致菌群失调，引起二重感染。所引起的感染有口腔炎、假膜性肠炎、急性出血性肠炎、尿路感染、败血症等。

2.7 老年人合理使用抗菌药物的原则

2.7.1 尽早确定病原菌

在患者出现症状时，应尽早从患者的感染部位、血液、痰液等取样培养分离致病菌，并对其进行体外抗菌药物敏感试验，从而有针对性的选用抗菌药物。如果患者感染症状严重，可在临床诊断的基础上预测最有可能的致病菌种，并根据细菌对各种抗菌药物的敏感度与耐药性的变迁，选择适当的药物进行治疗。

2.7.2 按照适应证选药

各种抗菌药物有不同的抗菌谱，即使有相同抗菌谱的药物还存在药效学和药动学的差异，故各种抗菌药物的临床适应证也有所不同。

2.7.3 选择合适的给药时间

抗菌药物的口服制剂一般空腹（饭前 1 小时或饭后 2 小时）服用，这样可以较快达到血药峰浓度。因为饭后服用，食物会影响药物吸收，使药物生物利用度降低、降低疗效。宜空腹服用的抗菌药物有头孢氨苄、头孢拉定、罗红霉素、阿奇霉素、诺氟沙星、林可霉素等；有些抗菌药物在胃肠道的吸收需要依赖食物的帮助，如脂溶性药物在进食后服用可增加药物吸收，提高药物生物利用度，这样的药物需要餐后服用，如头孢呋辛酯、头孢泊肟酯等；有些药物尽管空腹服用比饭后服用吸收要好，但空腹服用会有严重胃肠道反应，患者不能耐受，餐后 0.5 ~ 1 小时内服用有助于减轻症状，容易被患者接受，从而坚持服药。这类药物如替硝唑、磺胺类等。

2.7.4 应用适当的剂量和疗程

抗菌药物应用中，应注意量足、疗程够。在治疗中，由于抗菌药物应用剂量不足会导致病情迁延，转为慢性或复发，以及细菌耐药性的产生。在治疗过程中，疗程要适当，疾病稍有好转即停药或感染已控制多日仍不及时停药都容易造成细菌产生耐药。

2.7.5　抗菌药物的联合应用

　　单一药物可有效治疗的感染，不需联合用药。仅在下列情况时可联合用药：病原菌尚未查明的严重感染，包括免疫缺陷者的严重感染；单一抗菌药物不能控制的需氧菌及厌氧菌混合感染，2种或2种以上病原菌感染；单一抗菌药物不能有效控制的感染性心内膜炎或败血症等重症感染；需长程治疗，但病原菌易对某些抗菌药物产生耐药性的感染，如结核病、深部真菌病；由于药物协同抗菌作用，联合用药时应将毒性大的抗菌药物剂量减少。

3

老年人常见疾病的合理用药

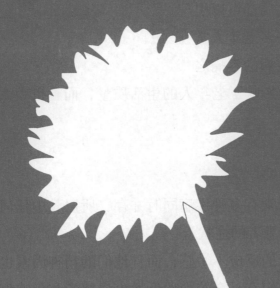

3.1 疼痛

3.1.1 概述

随着我国老龄人口的增多，在 65 岁以上的老年人群中，约 80% 患者至少患有一种慢性疾病较其他年龄阶段的人群更易引起疼痛，如风湿、关节炎、骨折、心绞痛、脑卒中和癌症等许多疾病都可以引起老年人疼痛。许多老年人常年都生活在各种疾病的疼痛之

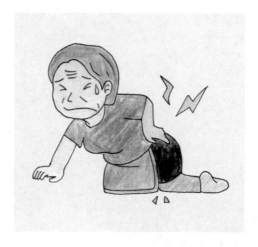

中，这不仅严重地影响了老年人的生活质量，而且也大大地增加了全社会的负担。

3.1.2 老年人疼痛的特点

（1）老年患者常有多种疾病同时并存，所以其中任何一种疾病都可以解释老年患者的症状。

（2）老年患者的反应不敏感，而且他们的精神因素也起很大的作用。所以，他们有时会较少地诉说疼痛感觉和影响疼痛的因素。

（3）有些疾病的隐袭性可延误诊治，如风湿性多肌炎、不典型的心绞痛。

（4）老年患者的疼痛由不可治愈性疾病引起的较为多见，如晚期癌症。

3.1.3 老年人疼痛能否自行服药

日常生活中老年人经常会遇到各种疼痛，如关节疼痛、腹痛、头痛等，第一反应便是对症治疗，自己去买止痛药缓解疼痛。疼痛消失后便认为疾病已经治愈，殊不知只是暂时缓解症状，发病因素其实没有得到根除。

3.1.4 阿片类镇痛药物

（1）按来源可以分为以下几种：

1）天然阿片类镇痛药，代表药为吗啡，此外还有可待因等。

2）半合成衍生物，如双氢可待因、二醋吗啡等。

3）合成药物阿片类镇痛药又分为4类：①苯哌啶类，如哌替啶、芬太尼等。②吗啡烷类，如左吗喃、左啡诺等。③苯并吗啡烷类，如喷他佐辛、非那佐辛等。④二苯甲烷类，如美沙酮、右丙氧芬等。

（2）临床常用的阿片类镇痛药：

1）吗啡，临床用于急性剧痛，如严重创伤、战伤、烧伤、骨折等剧痛；对急性心肌梗死引起的剧烈疼痛，不仅可以止痛，还可以减轻患者的焦虑情绪和心脏负担；癌症诱发的剧痛。

不良反应：治疗量吗啡可引起恶心、呕吐、眩晕、意识模糊、便秘、低血压、荨麻疹和呼吸抑制等。连续多次使用易产生耐受性和成瘾性。分娩之痛、哺乳期妇女止痛、支气管哮喘、肺心病、肝功能严重减退禁用。

2）哌替啶（杜冷丁），目前临床常用的镇痛药。适用于各种剧烈疼痛，如用于外伤、手术后疼痛和癌症晚期（不作为首选）等。胆绞痛等内脏绞痛应与阿托品合用。

不良反应：头晕、出汗、口干、恶心、呕吐、心悸、直立性低血压等。长期连续用药易成瘾。用量过大可抑制呼吸，偶尔出现震颤、肌肉挛缩甚至惊厥等症状。支气管哮喘、肺心病、颅脑损伤者禁用。

3）芬太尼，强效镇痛药，其镇痛效力是吗啡的 80 倍。临床用于麻醉前、中、后的镇痛与镇静，也可用于各种剧痛。芬太尼贴片适用于须持续应用阿片类镇痛药的癌痛。

不良反应与哌替啶相似。支气管哮喘、脑肿瘤或颅脑损伤昏迷者禁用。

4）舒芬太尼，适用于麻醉前、中、后的镇痛与镇静，可作为复合全麻用药。其镇痛作用为芬太尼 5 ~ 10 倍，安全范围广；脂溶性高，起效比芬太尼快；作用持续时间约为芬太尼的 2 倍。

5）美沙酮，临床用于创伤、术后、晚期癌症及多种原因引起的剧烈疼痛。药物的镇痛效价强度与吗啡相同，但是耐受性和成瘾性发生缓慢，停药后的戒断症状较轻。

不良反应：常见眩晕、恶心、呕吐、出汗、嗜睡、便秘、直立性低血压。禁用于分娩之痛。

6）曲马朵，广泛用于手术后、创伤、晚期癌症引起的疼痛，也用于剧烈的关节痛、神经痛、牙痛、外科和产科手术引起的疼痛，其镇痛强度相当吗啡的 1/10 ~ 1/8。

不良反应：长期应用可有一定耐受性和精神依赖性，但发生率较低。静脉注射速度过快时，可出现心悸、出汗和面部潮红。

7）罗通定，镇痛作用较哌替啶弱，对慢性持续性钝痛效果好。临床用于消化系统引起的内脏痛和一般的头痛、月经痛等。本药安全性较大，长期应用不致成瘾。

不良反应：偶见眩晕、乏力、恶心和锥体外系症状。大剂量对呼吸中枢有一定抑制作用。

3.1.5　解热镇痛抗炎药

解热镇痛抗炎药又称非甾体抗炎药，是一类具有解热镇痛作用，绝大多数还兼有抗炎和抗风湿作用的药物。

（1）适合老年人使用解热镇痛抗炎药：

1）阿司匹林：具有解热、镇痛、抗炎等作用，用于头痛、牙痛、肌肉痛、痛经及感冒发热等，能减轻炎症引起的红、肿、热、痛等症状，迅速缓解风湿性关节炎的症状，大剂量阿司匹林能使风湿热症状在用药后 24 ～ 48 小时明显好转；小剂量的阿司匹林用于缺血性心脏病、脑缺血病、房颤、人工心脏瓣膜、动静脉瘘或其他手术后的血栓形成。

不良反应：常见有胃肠道反应，可引起上腹不适、恶心、呕吐，严重可引起胃溃疡及无痛性出血、头痛、眩晕、耳鸣，视力、听力减退等，少数患者可出现荨麻疹、血管神经性水肿和过敏性休克。

2）布洛芬：缓解各种慢性关节炎的急性发作期或持续性的关节肿痛症状。治疗各种软组织风湿性疼痛及运动后损伤性疼痛。缓解发热引起的肌肉酸痛，也可用于痛经治疗。

不良反应：恶心、上腹部不适；头痛、耳鸣、眩晕；少数患者有皮肤黏膜过敏、血小板减少、视力障碍等。

3）萘普生：本品疗效与布洛芬基本相同，对缓解各种关节炎的疼痛、肿胀及活动受限均有缓解症状作用。对各种疾病引起的疼痛和发热也有良好的缓解作用。其显著特点是毒性低，胃肠道和神经系统的不良反应明显少于阿司匹林和吲哚美辛。

4）对乙酰氨基酚：有解热镇痛作用，缓解轻度至中度疼痛。临床上主要用于退热和镇痛。

不良反应：短期使用，常见恶心和呕吐，偶见皮疹、粒细胞缺乏症、贫血等。长期大量使用可出现肾绞痛或急慢性肾衰竭。

5）吲哚美辛：强效抗炎镇痛及解热作用。对急性风湿性及类风湿性关节炎有效；对关节强直性脊椎炎、骨关节炎也有效。

不良反应：食欲减退、恶心、腹痛、偶可致胃穿孔、出血、腹泻；头痛、眩晕、偶有精神失常；粒细胞减少、血小板减少、再生障碍性贫血等；皮疹，严重可诱发哮喘、血管性水肿及休克等。

6）吡罗昔康：主要用于治疗风湿性及类风湿性关节炎，对急性痛风、腰肌劳损、肩周炎、原发性痛经也有一定疗效。

不良反应：偶见头晕、水肿、胃部不适、腹泻或便秘、粒细胞减少、再生障碍性贫血等。

（2）解热镇痛抗炎药用药原则：

1）解热镇痛药属于对症治疗药，不能解除疾病的致病原因，发热是人体的一种保护性反应，由于用药后改变了体温，可掩盖病情、影响诊断。

2）年老者、体弱者在高热骤然下降时，有可能引起虚脱，故应严格掌握剂量，避免滥用。一般老年人应适当减量，用药后多饮水并及时补充电解质。

3）为避免药物对胃肠道的刺激，不要空腹服药，应在饭后服药。而高龄患者，肝、肾功能不全者，有出血倾向患者及有上消化道出血和（或）穿孔病史的患者应慎用或禁用本类药物。

4）有过敏史时，不宜再用其他同类解热镇痛药，因为这类药物中大多数之间存在交叉过敏反应。

5）合理选用不良反应小的品种，如对乙酰氨基酚的胃肠道反应小于阿司匹林和布洛芬，故一般解热镇痛尽可能选用对乙酰氨基酚。

6）对于老年患者，中枢神经系统的损害可引起神情恍惚和痴呆的症状，如出现后及时调整剂量或停药。

7）此类药物用于解热镇痛一般限定服用3天，用于止痛一般限定5天，如症状未缓解消失，应及时向医师咨询，尽量避免不必要的大剂量长期使用。

8）长期使用时定期检查血常规、血小板、出凝血时间、肝肾功能等。

9）选用不良反应小的剂型，如肠溶型或缓控释制剂。注意复方制剂成分，不可重复用药。

3.2 失眠

3.2.1 什么是失眠

根据不同的症状，失眠可分为3种类型。

（1）不能入睡：即不容易睡着或睡的很慢，直到后半夜或将近天亮时，才能够睡着，称起始失眠。

（2）睡眠浅：常伴有噩梦和多梦发生，称间断性失眠。

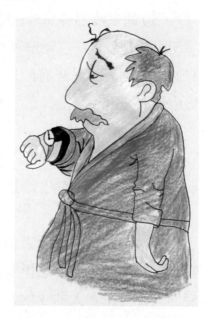

（3）睡眠持续时间不长：后半夜醒后即不能再行入睡，称终点失眠。

（4）其他：除以上各种失眠类型外，还有生理性失眠、心理性失眠、病理性失眠、药物性失眠等。

3.2.2 失眠的表现

失眠是常见的睡眠障碍。可继发于躯体因素、环境因素、神经精神疾病等。其症状特点表现为以下几方面。

（1）入睡困难：这类失眠症状主要表现为辗转难眠，入睡时间比以往推后1～3个小时，患者说本来也很困，也想睡觉，可躺在床上就是睡不着，翻来覆去地想一些乱七八糟的事，心静不下来，睡眠时间明显减少。

（2）睡眠感觉障碍：缺乏睡眠的真实感，许多患者虽然能酣然入睡，但醒后坚信自己没睡着，而同房间的人或配偶却说他一直在打呼噜。

（3）睡眠质量差：许多患者虽然能够入睡，可感到睡眠不能解乏，醒后仍有疲劳感，这些也属于失眠症状。

（4）有的患者是白天发困，昏昏欲睡，无精打采，夜间却兴奋不眠。看电视靠在沙发上就睡着，可往床上一躺就又精神了，说什么也睡不着。

（5）睡眠浅容易做梦：患者自感睡不实，一夜都是似睡非睡的，一闭眼就是梦，一有动静就醒，有的早醒，而且醒后再入睡更难，只好瞪眼到天亮。还有的失眠患者经常做噩梦，从恐怖惊险的梦境中惊醒，出一身冷汗、紧张心悸、面色苍白，再也不敢入睡了。

3.2.3　失眠的危害

失眠最明显的危害就是白天疲乏无力、没精神、动作不协调、注意力不集中。

其次就是长期失眠者易激怒、烦躁、发脾气，导致人际关系紧张，并伴有焦虑、恐惧及抑郁情绪等症状。而失眠人群患抑郁症的人数为正常人的3倍，患有抑郁症伴严重失眠的患者，他们中的自杀率大大增加。

失眠与躯体疾病关系密切，长期失眠导致机体免疫力下降，抗病和康复疾病的能力低下，容易感冒、加重其他疾病或诱发原有疾病的发作等，尤以心脑血管疾病、高血压、糖尿病、胃肠道疾病等身心疾病最为常见。

3.2.4　老年人失眠能否自行服药

引起老年人失眠的原因有很多，如疾病因素、生理因素、药物因素、心理因素等，只有明确了适合自己的治疗方法，才能有效地缓解失眠症状，患者盲目服药会造成药物依赖或中毒。

3.2.5　老年人滥用镇静催眠药的危害

老年人长期使用镇静催眠药容易成瘾，而且会造成肝损害和神经系统功能紊乱，联合用药时的不良反应更容易增多。服用此类药物时，疗程宜短，剂量不宜过大，以免引起各种不良反应。2种以上的镇静催眠药合用可引起共济失调、神志模糊，在清晨和夜间尤为明显。

3.2.6　常用治疗失眠的药物

镇静催眠药是一类对中枢神经系统具有抑制作用的药物。镇静与催眠并无严格区别，常因剂量不同产生不同的效果。小剂量时产生镇静作用，使患者安静，减轻或消除激动、焦虑不安等；较大剂量时，可诱导入睡、延长睡眠时间，即催眠作用。

3.2.7　常用镇静催眠药

（1）苯二氮䓬类药物：地西泮（安定）、劳拉西泮、三唑仑。临床上主要用于以下几方面。

1）抗焦虑：焦虑症是多种精神失常的常见症状，患者多有恐惧、紧张、忧虑、失眠并伴有心悸、出汗、震颤等症状。小剂量的苯二氮䓬类药物即可明显改善上述症状。

2）镇静催眠：苯二氮䓬类药物随着剂量增大，出现镇静及催眠作用。能明显缩短入睡时间，显著延长睡眠持续时间，减少觉醒次数。

3）抗惊厥、抗癫痫：临床可用于辅助治疗破伤风、小儿高热惊厥。地西泮静脉注射是目前治疗癫痫持续状态发作的首选药物。

不良反应：嗜睡、头昏、乏力、记忆力下降。长期应用可产生耐受性，需增加剂量。久服可发生依赖性或成瘾，停用可出现反跳现象或戒断症状，表现为失眠、焦虑、兴奋、心动过速、呕吐、出汗及震颤，甚至惊厥。这类药物毒性较小，安全范围大，很少因用量过大而引起死亡。

（2）巴比妥类药物：苯巴比妥、戊巴比妥、司可巴比妥。临床上主要用于以下几方面。

1）镇静催眠：因苯二氮䓬类的应用，目前已较少应用。

2）抗惊厥：临床用于癫痫大发作和癫痫持续状态的治疗。也可用于小儿高热、破伤风、脑膜炎引起的惊厥。

不良反应：催眠剂量可致眩晕、困倦、精细运动不协调。中等剂量可轻度抑制呼吸中枢。长期服用可使患者产生对该药物的精神依赖性和生理依赖性，迫使患者继续用药，最终成瘾。成瘾后停药，出现戒断症状，表现为激动、失眠、焦虑，甚至惊厥。

（3）水合氯醛：临床用于小儿高热、破伤风等引起惊厥。可用于顽固性失眠或对其他催眠药效果不佳的患者。

不良反应：口服强烈刺激胃黏膜，易引起恶心、呕吐及上腹部不适等，不宜用于胃炎及胃溃疡患者。大剂量能抑制心肌收缩，缩短心肌不应期，过量对心、肝、肾实质性脏器有损害。久用可产生耐受性和成瘾性。

3.2.8 镇静催眠药物用药原则

首先，患者的主诉要准确。失眠是一种主观感受很强的病症，患者向医生叙述症状时会在不经意间夸张地表达自己的感受，这就可能误导医生对药物的种类和剂量的选择。

其次，不要随意加大药量。不同剂量的镇静催眠药药效各异，小剂量可引起镇静，用于解除患者的焦虑和烦躁不安；中等剂量能催眠，用于失眠症；大剂量则具有抗惊厥或麻醉作用。医护人员应本着最短疗程和最小剂量的原则用药。同时，患者不可擅自加大药量，以免增加不良反应的风险。

再者，停药宜循序渐进。连续较长时间，如 1 ~ 3 个月服用镇静催眠药的患者切不可突然停药。这可能造成反跳性失眠，使病症变得复杂。当然，短期用药，如不超过 1 周通常不会出现这类问题。

最后要强调，服用镇静催眠药时不能饮酒或服用其他能抑制中枢神经系统的药物。

3.3 帕金森病

帕金森病是中老年人常见的神经系统变性疾病，病因及发病机制尚未明确，可能与社会因素、药物因素、患者因素等有关。

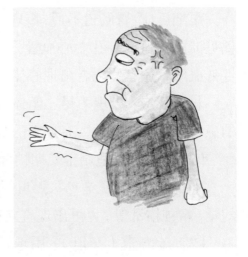

3.3.1　帕金森病的表现

帕金森病的典型症状为静止震颤、运动迟缓、肌肉强直、共济失调（肢体随意运动的幅度及协调发生紊乱，不能维持躯体姿势和平衡。可累及四肢、躯干及咽喉肌，引起姿势、步态和语言障碍）。

3.3.2　抗帕金森病药物能否自行服用

治疗帕金森病需要长期用药，中、重度患者需要2种以上药物并用，使用不当，会产生严重不良反应。因此，必须在医生指导下用药。

3.3.3　临床上常用抗帕金森病药物

（1）左旋多巴：治疗各种类型的帕金森病患者，不论年龄、性别差异和病程长短均适用。相对于重症或年老体弱者，轻症或较年轻患者疗效好；对肌肉僵直和运动困难的疗效好，对肌肉震颤疗效差；起效慢，用药2～3周出现体征改善，用药1～6个月后疗效最强。

早期反应：胃肠道不适，出现厌食、恶心、呕吐，数周后能耐受。偶见溃疡出血或穿孔。心血管方面，30%患者治疗初期出现直立性低血压，还有些患者出现心律不齐。

长期反应：出现手足、躯体和舌不由自主运动，10%～15%的患者出现精神错乱，有逼真的梦幻、幻想、幻视等。

（2）溴隐亭：适用于晚期帕金森病且对左旋多巴无效者。

不良反应：可见恶心、呕吐、食欲缺乏、腹痛或胃痛、眩晕、幻觉、精神错乱等，也可出现直立性低血压、异动症、运动障碍等。

（3）苯海索（安坦）：用于轻度既不能耐受左旋多巴的各种

原因所致的帕金森综合征，对肌肉强直及运动迟缓作用较差，对迟发性多动症无效。

不良反应：常见有头晕、视物模糊、便秘、出汗减少、排尿困难、嗜睡、恶心、呕吐等，长期服用可有失眠、精神错乱、记忆力减退等。

3.3.4 抗帕金森病的用药原则

（1）帕金森病用药应该以"细水长流，不求全效"为基准。针对不同的病因选用的基础药物并不是治疗的良药，而只能缓解病情，并且可能带来一定的不良反应。所以患者在用药的时候，一定要注意在最大限度改善自己的生活能力的前提下，忍受最小的不良反应。根据医生的嘱咐进行用药，发现异常情况，马上进行相关检查。

（2）抗帕金森病的药物应该协同应用，每一种药物剂量不要单独用到极限，应该注意协同用药。患者及患者的家人一定要及时了解，切记不要为了取得效果，自行加大用药量。

（3）个体对药物的敏感性和耐受不同。不同患者对药物的反应有所不同，所以在检查的时候医生是根据患者的临床类型病情分级和经济状况灵活选用药物，进行个体化治疗，患者应该谨记医生的嘱咐。

（4）重视神经保护剂等的应用。例如维生素 E、维生素 C 等抗氧化剂和辅酶 Q 等生物能量代谢的药物，它们都能辅助治疗帕金森病，患者一定要注意这些药物的使用。

（5）老年患者一定要谨记：一旦应用药物治疗，不要突然自行停药！

3.4 慢性胃炎

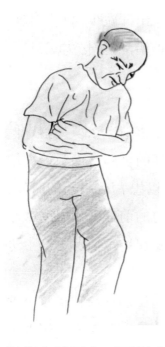

慢性胃炎是由各种生物、理化、免疫等因素所致胃黏膜的慢性炎症。

导致慢性胃炎的原因主要有 4 方面：①生物因素，幽门螺杆菌感染是慢性胃炎的主要病因，80% 以上的老年慢性胃炎患者有幽门螺杆菌感染。②物理因素，如长期饮浓茶、咖啡、烈性酒或食用刺激性食物等，可能导致胃黏膜的反复慢性损伤。③化学因素，老年人常用的非甾体类抗炎药（如阿司匹林、吲哚美辛、布洛芬、美洛昔康等）可抑制胃黏膜内生理性前列腺素合成，损伤胃黏膜屏障；烟草中的尼古丁可影响胃黏膜血循环和胃幽门功能；十二指肠内容物反流到胃，反流物（常含胆汁）可损伤胃黏膜。④免疫因素，较少见，常伴恶性贫血；某些全身疾病（如慢性心力衰竭、肝硬化门脉高压、白塞病、严重营养不良等）也可引起胃黏膜慢性炎症。另外还有一些其他因素，包括增龄（老化）因素，随着年龄的增加，胃黏膜的防御 - 修复功能退化，即胃黏膜屏障老化，导致胃黏膜容易发生损伤、萎缩，这也是老年人慢性胃炎高发的重要原因。

3.4.1 慢性胃炎临床表现

虽然老年人多患有慢性胃炎，但绝大多数没有症状，只是其中的少数人有临床表现，主要包括反复发生或持续存在的中上腹饱胀、嗳气、食欲缺乏、隐痛不适、反酸、剑突下灼热等消化不良症状，腹部体检常无阳性体征或仅有中上腹轻压痛。

3.4.2 慢性胃炎的治疗

首先要去除病因，可以采用呼吸试验检测幽门螺杆菌，如证实为阳性，应予以根除；单一药物治疗不能有效根除幽门螺杆菌。可以联合用药：1 种质子泵抑制剂与 2 种抗菌药物合用或 1 种铋剂与 2 种抗菌药物联合使用。疗程 1~2 周。

（1）抗菌药物：克拉霉素、阿莫西林、甲硝唑、替硝唑、四环素等。

（2）质子泵抑制剂：奥美拉唑、莱索拉唑、泮托拉唑、雷贝拉唑等。

（3）铋剂：枸橼酸铋钾、果胶铋、碱式碳酸铋等。

同时要避免服用非甾体类抗炎药，戒烟和烈性酒、少吃刺激性食物等。

另外要对症治疗，上腹饱胀、恶心或呕吐等为主要症状者可用促动力药（如多潘立酮、莫沙必利、盐酸伊托必利、甲氯普胺等），疗程 1~2 周，症状消失后按需服用。

胃黏膜损害和（或）症状明显者则可用胃黏膜保护剂（如硫糖铝、替普瑞酮、吉法酯等），而伴胆汁反流者则可应用促动力药和（或）有结合胆酸作用的胃黏膜保护剂（铝碳酸镁制剂）；有胃黏膜糜烂和（或）以反酸、上腹痛等症状为主者，可根据病情或症状严重程度选用抑酸剂（H_2 受体拮抗剂，如法莫替丁等或质子泵抑制剂，如奥美拉唑、兰索拉唑、泮托拉唑、雷贝拉唑和埃索美拉唑）。

慢性胃炎治疗目的是缓解症状和改善胃黏膜炎症，不可能完全消除胃黏膜的慢性炎症，也就是说慢性胃炎不可能完全治愈，老年人尤其如此。因此，老年人慢性胃炎还是应该按前述要求和规定疗程治疗。不少患者吃了西药吃中药，一年四季不停药，试图把慢性胃炎"治愈"，这是一个很大的误区。

3.5 消化性溃疡

消化性溃疡主要是指发生在胃和十二指肠球部的慢性溃疡。因溃疡的形成与胃酸、胃蛋白酶的消化作用有关，一般指胃溃疡和十二指肠溃疡。

3.5.1 消化性溃疡的发病原因

（1）在导致各类胃炎的病因持续作用下，胃酸、胃蛋白酶的侵袭作用与胃黏膜的防御功能之间失去平衡，胃酸对胃黏膜产生自我消化。

（2）幽门螺杆菌感染是消化性溃疡的主要病因。十二指肠球部溃疡患者的幽门螺杆菌感染率高达 90%~100%，胃溃疡发病率为 80%~90%。清除幽门螺杆菌可加速溃疡的愈合，显著降低消化性溃疡的复发。

（3）药物因素。长期服用非甾体抗炎药、糖皮质激素、化疗药物等的患者可发生溃疡。非甾体抗炎药是导致胃黏膜损伤最常见的药物，10%~25% 的患者可发生溃疡。

（4）遗传因素。部分消化性溃疡患者都有家族史。

（5）胃排空障碍。十二指肠 - 胃反流可导致胃黏膜损伤；胃排空延迟及食糜停留过久可持续刺激胃窦 G 细胞，使之不断分泌促胃液素，导致胃酸分泌过多。

（6）其他因素。应激、吸烟、长期精神紧张、进食无规律等是消化性溃疡的常见诱因。

3.5.2　消化性溃疡的危害

　　消化性溃疡不仅会带来难以忍受的上腹痛和消化不良，还可能给 10%～25% 的患者带来严重的并发症。溃疡引发的大出血、溃疡穿透胃肠壁引起急性腹膜炎、溃疡长期反复发作会引起幽门梗阻，消化性溃疡还可能演变成癌症。

3.5.3　老年人消化性溃疡的三联疗法

　　老年人应避免过度劳累和精神紧张；停服非甾体抗炎药，如确需服用，可遵医嘱同时加服制酸剂和胃黏膜保护剂；改善进食规律、戒烟、戒酒，少饮浓咖啡。

　　还应服用质子泵抑制剂，抑制胃酸分泌；服用胃黏膜保护剂，阻止胃黏膜损伤。

　　根除幽门螺杆菌可加速溃疡的愈合，显著降低消化性溃疡的复发，从而彻底治愈溃疡。根除幽门螺杆菌多采用"三联"治疗（表 1）。

表 1　"三联"疗法

质子泵抑制剂或胶体铋剂	抗菌药物
奥美拉唑等	克拉霉素等
枸橼酸铋钾等	阿莫西林等
	甲硝唑等
以上任选 1 种	以上任选 2 种

3.5.4　治疗消化性溃疡的药物

　　（1）抑制胃酸分泌药物：包括抗酸药和抑酸药。抗酸药多为碱性物质，口服后能中和胃酸，因而可减弱或解除胃酸对溃疡面的刺激和腐蚀作用。如吸收性抗酸药碳酸氢钠、铝碳酸镁等；抑酸药包括 H2 受体阻断药，如雷尼替丁、法莫替丁等；质子泵抑制药，如奥美拉唑、雷贝拉唑等。

（2）胃黏膜保护剂：多为胶体制剂，除能中和胃酸外，尚能在溃疡面上形成一层保护性薄膜，以减少胃酸和胃蛋白酶对溃疡面的腐蚀、消化作用。如氢氧化铝凝胶、三硅酸镁等。

（3）抗菌药物：杀灭幽门螺杆菌，如阿莫西林、克拉维酸钾、甲硝唑、替硝唑、四环素等。

3.5.5 消化性溃疡药用药原则

抑酸药和胃黏膜保护剂联合应用可缩短溃疡愈合时间。如果检测到幽门螺杆菌感染，则要及时应用抗生素进行正规抗菌治疗。

3.6 便秘

老年人便秘是指排便次数减少，同时排便困难、粪便干结。正常人每天排便 1~2 次或 2~3 天排便 1 次。便秘患者每周排便少于 2 次，并且排便费力，粪质硬结、量少。便秘是老年人常见的症状，约 1/3 的老年人出现便秘，严重影响生活质量。

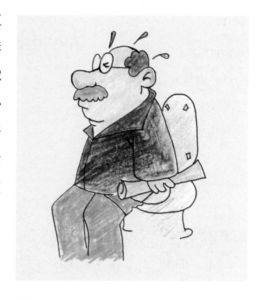

46

3.6.1 引起老年人便秘的因素

（1）随着年龄增长，老年人的胃肠道分泌消化液减少，肠道的张力和蠕动减弱，腹腔及盆底肌肉乏力，肛门内外括约肌减弱，胃结肠反射减弱，直肠敏感性下降，导致粪便滞留在肠道内排泄不出。

（2）老年人饮食过于精细、简单，食物中缺少膳食纤维。有些老年人没有养成定时排便的习惯，常常忽视正常的便意，致使排便反射受到抑制。由于某些疾病和肥胖因素，使得老年人活动减少，特别是因病卧床或者坐轮椅的老年人，因缺少运动性刺激胃肠道蠕动，这些不好的生活习惯都会导致老年人的便秘。

（3）老年人精神心理因素也可以导致便秘，一些老年人患有抑郁、焦虑、强迫症等心理障碍也容易出现便秘。

（4）肠道的病变有炎症性肠病、肿瘤、疝、直肠脱垂等，此类病变导致功能性出口梗阻引起排便障碍。

3.6.2 老年人便秘的表现

由于粪便停留在肠道内时间过久，粪便所含水分被过量吸收，粪便变得干燥、坚硬。老年人在排便时伴有时间长、难于排出、疼痛，或引起腹胀、腹痛、食欲不振等症状。

3.6.3 老年人便秘的危害

长时间便秘会发生痔疮。便秘时排便屏力，直肠颈压力增高，导致直肠下段黏膜下和肛管皮肤下的静脉丛淤血、扩张和屈曲形成静脉团，最后形成痔疮。

3.6.4 治疗便秘的药物

泻药是一类能促进排便反射或使排便顺利的药物。

（1）容积性泻药。不易被肠壁吸收而又易溶于水的盐类，口服后在肠内形成高渗盐溶液，使肠腔水分增加、容积加大，刺激肠黏膜引起肠管蠕动增强而排便。常用药物如硫酸镁等。

（2）刺激性泻药。这类药物本身或其在体内的代谢产物刺激肠壁，使肠蠕动加强而促进排便。常用药物有酚酞、番泻叶、大黄等。

（3）润滑性泻药。这类药物能润滑肠壁、软化大便，使粪便易于排出。常用药物有甘油、液体石蜡、开塞露等。

（4）膨胀性泻药。这类药物具有强吸水性，在肠内吸水膨胀形成胶体，使大肠内容物变软、水分增多、体积增大，刺激肠壁，反射性地增加肠蠕动而促进排便。常用药物有羧甲基纤维、琼脂等。

3.6.5 治疗便秘药物的用药原则

（1）由于便秘形成的原因很多，应着重消除病因，尽量少用或不用泻药。

（2）泻药应用的目的在于消除不适症状，使患者排便舒畅、粪便成形、次数正常、易于排出。在应用时，应针对具体情况加以选择。慢性便秘，不宜长期大量使用刺激性泻药，因为药物可损伤肠壁神经丛细胞，进一步造成便秘。增加食物中纤维的数量和依从正常的排便冲动，可缓解单纯性便秘。

（3）泻药还适用于减轻痔疮肛裂或肛周脓肿患者的排便疼痛；为手术、放射治疗、直肠或结肠镜检查做操作前准备。如果泻药被不当地用于减轻体重，常导致依赖性滥用，特别当过度应用时尤为突出。

3.7 高血压病

高血压病是世界各国最常见的血管疾病，如不及时治疗，常可引起脑、心、肾的损害，为脑卒中和冠心病的重要危险因子。正常人的理想血压应：收缩压≤120毫米汞柱，舒张压≤80毫米汞柱，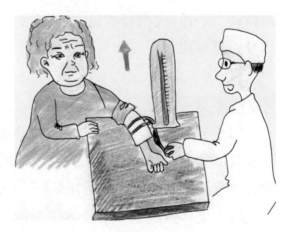当收缩压≥140毫米汞柱，舒张压≥90毫米汞柱时即为高血压。绝大部分高血压病因不明，称为原发性高血压；少数高血压有因可查，称为继发性高血压。

3.7.1 高血压病的表现

高血压病的症状往往因人而异。早起多无症状或症状不明显，偶于体检或其他原因测量血压时发现。有些患者血压不太高，症状却很多，而另一些患者血压虽然很高，但症状不明显。所以症状与血压升高程度并无一致的关系，这可能与高级神经功能失调有关。

（1）头痛：高血压引起的头痛多半出现在后脑部位，并伴有恶心、呕吐感，严重者因颅内压异常升高，表现为喷射状呕吐。若经常感到头痛又很剧烈，同时又恶心作呕，这就是向恶性高血压转化的特有症状。

（2）晕眩：高血压引起的晕眩症状，女性患者出现较多，男性患者也有这种症状。因高血压出现晕眩，感到身体失去平衡、步行困难和天旋地转，就可能是脑卒中的先兆。

（3）烦躁、心悸、失眠：高血压病患者性情多较急躁，遇事敏感，易激动。心悸、失眠较常见，失眠多为入睡困难或早醒、睡眠不实、多梦、易惊醒。

3.7.2　老年人高血压的特点

（1）老年高血压患者的血压波动比较大，特别是收缩压。这主要是因为老年患者血管压力感受器的敏感性减退所造成的。因此，在使用抗高血压药物治疗期间，应定期测量血压。

（2）老年人高血压易受体位变动的影响。体位性低血压的发生率较高，特别是在抗高血压药物治疗中更易发生。

（3）老年人由于动脉硬化容易出现假性高血压现象。这类高血压患者对抗高血压药物的耐受较差，更易导致严重的不良反应和严重的并发症。

（4）老年人高血压以收缩压升高为主，对心脏危害性更大，更易发生心力衰竭，同时也更易发生脑卒中。

（5）老年人神经系统功能降低，更易在药物治疗时发生抑郁症，因此应避免选用作用于中枢神经系统的抗高血压药物。

3.7.3　老年人患高血压病的危害

高血压病是老年人常见疾病，其真正危害在于损害心、脑、肾等重要器官，造成严重病变，导致脑卒中、心肌梗死、肾衰竭的发生。

3.7.4　老年人能否自行服用降血压药

（1）一定要在内科医生指导和监控下服用降压药物，不可自作主张。

（2）服用降压药物的患者应定期监测自己的血压水平，一般以每星期测量1次为宜。

（3）医生制订好降压药治疗方案后，患者必须严格执行，坚持每天服药。即使血压已恢复正常、症状完全消失，也应该坚持服药。

3.7.5 临床常用降压药物

目前常用降压药物可归纳为5大类，即利尿剂、β受体阻断剂，钙通道阻滞剂、血管紧张素转换酶抑制剂和血管紧张素Ⅱ受体拮抗剂（ARB）。

（1）利尿剂：

1）常用药物：氢氯噻嗪、吲哒帕胺等。该类药物是基础降压药。降压起效平稳、缓慢，持续时间相对较长，作用持久。适用于轻、中度高血压，对单纯收缩期高血压、盐敏感性高血压、合并肥胖或糖尿病、更年期女性、合并心力衰竭和老年人高血压有较强的降压效应。利尿剂可增加其他降压药的疗效。

2）主要不良反应：大剂量使用时，可发生低血钾症和影响血脂、血糖、血尿酸代谢，因此推荐使用小剂量。其他还包括乏力、尿量增多等。痛风患者禁用。

（2）β受体阻断剂：

1）常用药物：普萘洛尔、美托洛尔、阿替洛尔、比索洛尔、卡维地洛。广泛用于各种程度的高血压。降压起效较强而且迅速，不同β受体阻断剂降压作用持续时间不同。适用于不同程度高血压病患者，尤其是心率较快的中、青年患者或合并心绞痛和慢性心力衰竭者。对老年高血压病疗效相对较差。

2）主要不良反应：心动过缓、乏力、四肢发冷。β受体阻断剂对心肌收缩力、窦房结及房室结功能均有抑制作用，并可增加气道阻力。急性心力衰竭、病态窦房结综合征、房室传导阻滞患者禁用。

（3）钙通道阻滞剂：

1）长半衰期药物：氨氯地平、左旋氨氯地平等。

2）脂溶性膜控型药物：拉西地平、乐卡地平等。

3）缓释或控释制剂：非洛地平缓释片、硝苯地平控释片等。

钙通道阻滞剂降压起效迅速，降压疗效和幅度相对较强，疗效的个体差异性较小，与其他类型降压药物联合治疗能明显增强降压效果。钙通道阻滞剂对血脂、血糖等无明显影响，服药依从性较好。相对于其他降压药物，钙通道阻滞剂还具有以下优势：对老年患者有较好降压疗效；高钠摄入和非甾体类抗炎药物不影响降压疗效；对嗜酒患者也有显著降压作用；可用于合并糖尿病、冠心病或外周血管病患者；长期治疗还具有抗动脉粥样硬化作用。

主要缺点：开始治疗时有反射性交感活性增强，引起心率增快、面部潮红、头痛、下肢水肿等，使用短效制剂时尤甚。

（4）血管紧张素转换酶抑制剂：常用代表药物有卡托普利、依那普利、贝那普利、赖诺普利、雷米普利、福辛普利、西拉普利、培哚普利等。

血管紧张素转换酶抑制剂可用于轻、中度及严重高血压病，尤其适用于轻型高血压病的治疗，特别适用于肾性血管性高血压。对于治疗严重或急性高血压，可以与钙拮抗剂联用特别有效。

主要不良反应：刺激性干咳和血管性水肿。干咳发生率为10%~20%，可能与体内缓激肽增多有关，停用后可消失。

（5）血管紧张素Ⅱ受体拮抗剂：常用代表药物有氯沙坦、缬沙坦、厄贝沙坦、替米沙坦、坎地沙坦等。降压作用起效缓慢，但持久而平稳。低盐饮食或与利尿剂联合使用能明显增强疗效。该类药物随剂量增大降压作用增强，治疗剂量窗较宽。

最大的特点是直接与药物有关的不良反应较少，一般不引起刺激性干咳，持续治疗依从性高。

（6）除上述5大类主要的降压药物外，在降压药发展史中还有一些药物，包括交感神经抑制剂，如利舍平、可乐定；直接血管扩张剂，如肼屈嗪；α_1 受体拮抗剂，如哌唑嗪、特拉唑嗪，曾多年用于临床并有一定的降压疗效，但因不良反应较多，目前不主张单独使用，但可用于复方制剂或联合治疗。

3.7.6 老年人抗高血压药物的选择

（1）应根据病情及药物特点选择用药，收缩期高血压老年患者，应首选利尿剂，其降压作用温和，不良反应小，联用可减少不良反应、增强降压效果，是抗高血压基础药物。老年人高血压中，并发脑卒中居多，而钙通道阻滞剂的使用对脑卒中的发生与死亡有明显益处。血管紧张素转换酶抑制剂除了用于高血压及充血性心力衰竭，还因对心脏和肾脏有保护作用，是伴有糖尿病、心绞痛、肾病高血压患者的首选药物。β 受体阻断剂对降压疗效较差，除对冠心病或心力衰竭外，一般不用单药治疗。目前临床常用的降压药物利尿剂、钙通道阻滞剂、血管紧张素转换酶抑制剂和血管紧张素 II 受体拮抗剂均作为老年人收缩期高血压首选一线药。

（2）根据患者年龄、性别、病理特点、相伴其他疾病等情况与药物特点，采取个体化治疗方案。老年患者有危险因素、靶器官损害、心血管病的居多，常需多药合用，老年人对药物效应有更大的个体差异。有的应用普通剂量不产生疗效，有些用常规剂量即发生毒性反应。多数药物在治疗过程中，应密切观察、调整剂量，多方面评价降压带来的益处和风险，保护靶器官，才能达到减少心脑血管疾病和降低病死率的目的。因此老年患者降压必须遵循个体化治疗原则，以减少不良反应的发生。

（3）注意平稳降压。为防止老年患者血压骤降，服药应从小剂量（成人1/3～1/2）开始，缓慢降压，几天或数周内把血压控制在目标水平。根据老年人自身特点（如血压波动性大，存在直立性低血压现象），应选用起效平稳的长效制剂，最好使用1天1次给药而有持续24小时作用的药物，如长效钙通道阻滞剂、血管紧张素转换酶抑制剂或血管紧张素Ⅱ受体拮抗剂。其共同特点是可使血压变异性降低。

（4）注意降压药物的相互作用。老年患者用药不良反应常见，尤其衰老与疾病并存时，组织对药物的耐受性大大降低。剂量过大或配伍不当，不良反应发生率随增龄而上升。若对1种药效果不好时，不要加大剂量而应采用作用机制不同互补的另一种药。选择不良反应互相抵消或至少不互相叠加的降压药联合服用，忌单独加大剂量服用1种降压药而产生不良反应。

（5）注意降压药物对老年患者伴随疾病的影响。老年患者常多种疾病同时存在，并常同时接受多种药物治疗，增加了药物间相互作用。如使用非甾体抗炎药能引起钠潴留，可加重高血压。此时可选用小剂量利尿药，但合并糖尿病、痛风、高脂血症者应禁用或慎用。老年患者收缩期高血压需联合用药，可优先选择固定剂量的复方制剂，可根据老年患者具体情况适当应用。

（6）老年患者选用降压药还要注意并发症情况。高血压合并脑血管疾病首选长效钙通道阻滞剂；伴有脑供血不足，可选尼莫地平、非洛地平、氨氯地平；高血压脑病（或危象）患者，可用硝苯地平（短效）舌下含化，也可选用血管紧张素转换酶抑制剂，如贝那普利、喹那普利等；脑卒中后患者应用长效制剂，如培哚普利为基础治疗，单用或联用利尿剂，减少再发脑卒中危险。

（7）老年患者高血压伴肾功能减退疾病，首选药为血管紧张素转换酶抑制剂，宜选长效制剂，如培哚普利。轻度肾功能不全可选用噻嗪类利尿药，如氢氯噻嗪。严重肾功能不全可选用袢利尿剂,如呋塞米。高血压合并冠心病或心力衰竭者,可选用利尿药、哌唑嗪、卡托普利等作用温和、不使心率加快的药物。

（8）伴有糖尿病或有蛋白尿的老年高血压病患者，可首选血管紧张素转换酶抑制剂及血管紧张素 II 受体拮抗剂，因两者均有保护肾脏作用；合并心力衰竭时首选血管紧张素转换酶抑制剂和利尿剂；合并心绞痛者宜用硝苯地平、β 受体阻断药；伴有窦性心动过速、年龄在 50 岁以下者宜用 β 受体阻断药。

（9）伴有支气管哮喘或合并心功能不全、心脏扩大者，不宜用 β 受体阻断药；伴有糖尿病、高尿酸血症或痛风时，不宜用噻嗪类利尿药，或含此类药物的复方制剂；合并消化性溃疡或伴有精神抑郁者，不宜用利舍平及含此类药物的复方制剂，如复方降压片；当高血压合并 II 度或 II 度以上房室传导阻滞时，禁用 β 受体阻断剂和维拉帕米、地尔硫卓。

（10）坚持长期服药。当确诊为高血压病后，老年人应逐渐将血压控制在正常范围内，并坚持长期服药，从而使血压得到长期平稳的控制。现已证实，有效控制血压能明显减少心脑血管意外（心肌梗死、脑梗死）的发生率,降低死亡率,延长患者的生命。

总之，老年人高血压的治疗应比年轻人更小心谨慎，个体化合理用药，并积极配合非药物治疗。

3.8 冠心病

冠心病是老年人常见的一种心血管疾病。1979 年世界卫生组织对冠心病的定义是：由于冠状动脉功能性改变或器质性病变引起的冠脉血流和心肌需求之间不平衡而导致的心肌损害。本病的基本病变是供应心肌营养物质的血管——冠状动脉发生了粥样硬化，故其全称为冠状动脉粥样硬化性心脏病，简称为冠心病。

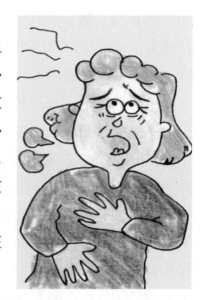

3.8.1 冠心病的临床症状

（1）心绞痛型：表现为胸骨后的压榨感、闷胀感，伴随明显的焦虑，持续 3～5 分钟，常发散到左侧臂部、肩部、下颌、咽喉部、背部，也可放射到右臂，有时可累及这些部位而不影响胸骨后区。用力、情绪激动、受寒、饱餐等增加心肌耗氧情况下发作的称为劳力性心绞痛，休息和含化硝酸甘油可缓解症状。有时候心绞痛不典型，尤其是老年人，可表现为气紧、晕厥、虚弱、嗳气。根据发作的频率和严重程度分为稳定型和不稳定型心绞痛。稳定型心绞痛指的是发作 1 个月以上的劳力性心绞痛，其发作部位、频率、严重程度、持续时间、诱使发作的劳力大小、能缓解疼痛的硝酸甘油用量基本稳定。不稳定型心绞痛是指原来的稳定型心绞痛发作频率、持续时间的严重程度增加，或新发作的劳力性心绞痛（发生 1 个月以内），或静息时发作的心绞痛。不稳定性心绞痛是急性心肌梗死的前兆，所以一旦发现应立即到医院就诊。

（2）心肌梗死型：梗死发生前1周左右常有前驱症状，如静息和轻微体力活动时发作的心绞痛，伴有明显的不适和疲惫。梗死时表现为持续性剧烈压迫感、闷塞感，甚至刀割样疼痛，位于胸骨后，常波及整个前胸，以左侧为重。部分患者可延左臂尺侧向下放射，引起左侧腕部、手掌和手指麻刺感，部分患者可放射至上肢、肩部、颈部、下颌，以左侧为主。疼痛部位与以前心绞痛部位一致，但持续更久、疼痛更重，休息和含化硝酸甘油不能缓解。有时候表现为上腹部疼痛，容易与腹部疾病混淆。伴有低热、烦躁不安、多汗和冷汗、恶心、呕吐、心悸、头晕、极度乏力、呼吸困难、濒死感，持续30分钟以上，常达数小时。发现这种情况应立即就诊。

3.8.2　老年冠心病患者能否自行服药

冠心病最忌自行用药，如普萘洛尔合并贝拉帕米可以发生心动过缓、低血压、心力衰竭，严重者甚至出现心搏骤停。

有些老年患者治病心切，擅自加量，结果适得其反，如硝酸甘油是缓解心绞痛的速效药，个别老年患者因一次含服不见效，就在短时间内连续服用好几次，结果不仅疗效不好，反而会加剧疼痛。

3.8.3　治疗冠心病的主要药物

（1）硝酸酯类药物，本类药物主要有以下。

1）硝酸甘油：能迅速缓解各类心绞痛发作，也能在心绞痛出现前预防发作。舌下含服0.5毫克/次，立即生效。对于急性心肌梗死及不稳定型心绞痛患者，先静脉给药，病情稳定、症状改善后改为口服或皮肤贴剂，疼痛症状完全消失后可以停药。

不良反应：多继发于舒张血管作用，如面部潮红、搏动性头痛、直立性低血压、眼内压增高等。剂量过大可导致血压过度下降、冠状动脉灌注压降低，并反射性兴奋交感神经，加快心率、加强心肌收缩性，反而使心绞痛发作加重。大剂量使用还可引起高铁血红蛋白症。连续使用2~3周可出现耐受性。

2）硝酸异山梨酯：属于长效硝酸酯类。舌下含服，起效较硝酸甘油稍慢，但作用持续时间较久。可用于预防心绞痛发作。不良反应与硝酸甘油相似。

3）单硝酸异山梨酯：作用与硝酸异山梨酯相同，具有明显的扩血管作用。适用于心脏冠状动脉血流障碍（冠心病）的长期治疗和预防心绞痛的发作，也适用于心肌梗死后的治疗。

不良反应：用药初期可出现血压下降，偶见头痛、头晕、恶心、疲劳、心悸、心动过速及皮肤充血等。

（2）β受体阻断药：β受体阻断药既有抗心绞痛作用，又能预防心律失常。在无明显禁忌时，β受体阻断药是冠心病的一线用药。

1）普萘洛尔：用于对硝酸酯类治疗疗效差的稳定性心绞痛，可减少发作次数。还可用于心肌梗死的治疗，能缩小梗死范围。对冠状动脉痉挛诱发的变异型心绞痛不宜应用。

普萘洛尔有效剂量个体差异较大，宜从小剂量开始，逐渐加量。久用停药应逐渐减量，以免导致心绞痛发作或心肌梗死。

2）其他常用β受体阻断药：美托洛尔、阿替洛尔、比索洛尔和卡维地洛等。β受体阻断药禁忌和慎用的情况有哮喘、慢性支气管炎及外周血管疾病等。

（3）钙离子通道阻滞剂：可用于稳定型心绞痛的治疗和冠脉痉挛引起的心绞痛。常用药物有维拉帕米、硝苯地平、氨氯地平、地尔硫卓等。

硝苯地平对变异型心绞痛最有效，对稳定型心绞痛也有效，对急性心肌梗死，能促进侧支循环、缩小梗死范围，与 β 受体阻断剂合用有协同作用。维拉帕米对变异型和稳定型心绞痛都有较好疗效。地尔硫卓对变异型、不稳定型、稳定型心绞痛都可应用。

（4）血管紧张素转换酶抑制剂（ACEI）、血管紧张素 Ⅱ 受体拮抗剂（ARB）：对于急性心肌梗死或近期发生心肌梗死合并心功能不全的患者，尤其应当使用此类药物。

常用 ACEI 类药物有依那普利、贝那普利、雷米普利、福辛普利等。如出现明显的干咳不良反应，可改用 ARB 类药物，包括缬沙坦、替米沙坦、厄贝沙坦、氯沙坦等。用药过程中要注意防止血压偏低。

（5）抗血栓药物：包括抗血小板和抗凝药物。

抗血小板药物主要有阿司匹林、氯吡格雷等，可以抑制血小板聚集，避免血栓形成而堵塞血管。阿司匹林为首选药物，维持量为每天 0.025 ~ 0.1 克，所有冠心病患者若没有禁忌证应该长期服用。阿司匹林的不良反应是对胃肠道的刺激，因此胃肠道溃疡患者要慎用。

（6）抗凝药物：包括普通肝素、低分子肝素等。通常用于不稳定型心绞痛、心肌梗死的急性期，以及介入治疗术中。

（7）溶血栓药：主要有链激酶、尿激酶、组织型纤溶酶原激活剂等，可溶解冠脉闭塞处已形成的血栓，开通血管，恢复血流，用于急性心肌梗死发作时。

（8）调整血脂药物：适用于所有冠心病患者。冠心病患者在改变生活习惯的基础上，给予他汀类药物可以降低低密度脂蛋白胆固醇。常用药物有洛伐他汀、普伐他汀、辛伐他汀、氟伐他汀、阿托伐他汀等。最近研究表明，他汀类药物可以降低死亡率及发病率。

3.8.4　冠心病急性发作时的治疗

（1）心绞痛：应立即停止体力活动，就地休息，设法消除寒冷、情绪激动等诱因；立即舌下含化硝酸甘油或异山梨酯1片，如未缓解，隔5~10分钟再含化1次，连续3次含化无效，胸痛持续15分钟以上者有发生心肌梗死的可能，应立即送医院。

冠心病患者应随身携带硝酸甘油等药物，一旦出现胸痛立即含服，并注意不要使用失效的药物。稳定型心绞痛在休息和含化硝酸甘油后心绞痛会缓解，不稳定型心绞痛是一个严重而潜在危险的疾病，应立即送医院治疗。

（2）心肌梗死：急性心肌梗死死亡率高，其中半数以上患者是在住院前死亡的，大多数死亡发生在发病后1小时内。在高危患者（高血压、糖尿病、既往有心绞痛发作者）中一旦发生以下情况：胸部不适、极度疲劳、呼吸困难，尤其伴有大汗、头昏、心悸、濒死感时，要高度怀疑发生了心肌梗死，应立即送距离最近的医院抢救。

（3）急性心衰和心源性休克：急性心肌梗死和缺血型心肌病都可能发生急性心衰，由于大面积心肌坏死所致。多为急性左心衰竭，患者出现严重呼吸困难，伴烦躁不安、窒息感、面色青灰、口唇发绀、大汗淋漓、咳嗽、咯大量白色或粉红色泡沫痰，这种情况必须立即送医院抢救。

3.8.5　如何保存、使用硝酸甘油

正确保管药物：硝酸甘油是防治心绞痛的常备药物，常在紧

急情况下使用，因此正确保存很重要。正确的保存方法应该是以密闭的棕色小玻璃瓶装盛药物，避免阳光的照射。长期随身携带的药物可能会因为受到体温的影响而减少有效期限，所以应在携带 3 个月左右便更换 1 次。

服药时应注意体位：含服硝酸甘油片时，宜采用坐姿、半躺或卧姿，以免引起血管扩张，导致血压下降，出现脑供血不足所致的药源性昏厥。老年人要特别注意采取正确的服药姿势，避免发生意外。

3.9　老年人肺炎

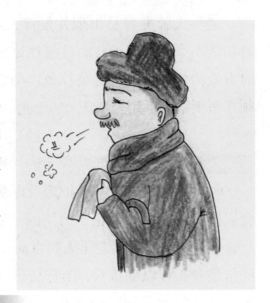

老年人肺炎指的是 65 岁以上老年人所患肺炎。不论国内外，肺炎均是导致老年人死亡的主要原因之一。随着我国人口老龄化的发展，老年人肺炎的发病率、死亡率正在逐年呈上升趋势。

3.9.1　老年人肺炎的特点

老年人肺炎起病隐匿，最常见的是患者健康状况逐渐恶化，包括食欲减退、厌食、头晕、精神萎靡等。

老年人肺炎症状不典型，患者常无咳嗽、咳痰、发热、胸痛等症状，少数患者会出现胃肠道症状，如恶心、呕吐、腹痛、腹泻、厌食、消化不良等。由于无典型临床症状，老年人肺炎容易被误诊或漏诊。

老年人肺炎并发症多，常见的有休克、严重败血症、脓毒血症、心律失常、呼吸衰竭、心力衰竭等。

3.9.2　老年人肺炎的危害

由于许多老人伴有多种疾病，而肺炎又常累及多个脏器，就会出现所谓的"多米诺骨牌现象"，以至不可救治。因此，要重视老年人患肺炎的严重危害。

3.9.3　老年人肺炎患者能否自行服药

老年人肺炎容易出现并发症，如心力衰竭、呼吸衰竭及肝、肾功能不全等。在治疗时注意严密监测、加强预防措施，因为及时有效治疗并发症对提高疗效、降低死亡率极其重要。因此，必须在医生指导下用药。

3.9.4　老年人肺炎的治疗

（1）一般治疗：精心护理及保暖对老年人肺炎颇为重要。进食以富含营养、易消化、清淡的食物为宜，适量地多饮水；昏迷患者应给鼻饲流质。老年人咳嗽痰多者，宜用祛痰剂，不宜镇咳，经常翻身拍背以助排痰；伴有高热者，宜采取物理降温，如酒精擦浴，冰袋敷前额、颈部及腋下、腹股沟等处，不宜用解热剂，以免退热时大量出汗导致虚脱或低血容量性休克。

（2）抗感染：肺炎一经确诊，应立即做血液、痰菌培养及药物敏感试验，可连续送检2～3次。在病原菌未确定之前，临床医师可根据病情特点，凭借临床经验选药。若考虑为肺炎链球菌感染，各型对青霉素均敏感，故青霉素应为首选药物。宜用青霉素G，不宜应用大剂量的青霉素钠，因钠盐排泄时同时带走大量的钾离子，容易引起低血钾；若疑为流感杆菌混合感染，则应使用氨苄西林。以后再根据培养结果及药敏试验选用抗菌药物。金黄色葡萄球菌肺炎可选用半合成青霉素及头孢类抗生素，也可选用万古霉素、克林霉素。对革兰阴性杆菌感染，可选用氨基糖苷类和一种头孢菌素或一种半合成青霉素。

（3）防治并发症：老年人肺炎容易发生并发症，需注意防治。由于老年人体液总量和细胞内液较青壮年为少，肾小管的重吸收功能减退，故老年患者容易发生脱水、低离子血症及心律失常，应密切监测，发现异常及时处理。有脱水者需静脉补液，因老年人心功能欠佳，一定要控制补液速度。因老年人肺炎和快速输液时常可诱发肺水肿，故也可酌情应用强心剂。呼吸衰竭者可用呼吸兴奋剂，必要时应用机械通气治疗。患者呼吸道阻塞，可引起二氧化碳潴留，促发呼吸酸中毒；呼吸过频、过快可导致呼吸性碱中毒；肺炎使机体各脏器缺氧，可引起代谢性酸中毒。以上这些情况常影响治疗效果及患者的预后，应注意防止及纠正。

（4）此外，老年糖尿病患者发生肺炎时应积极控制糖尿病，否则单纯治疗肺炎疗效欠佳；对于体质弱、营养不良、低蛋白血症或贫血的老年人，应特别重视加强营养支持疗法，适当增加优质蛋白的摄入量，或间断输入少量鲜血、血浆或白蛋白，对促进病情恢复起着十分重要的作用。

3.9.5 老年人肺炎的用药原则

如何合理应用抗菌药物，防止滥用、尽量减少不良反应产生，应掌握以下原则。

（1）熟悉药物的适应证、抗微生物等活性、药动学、药效学和不良反应。

（2）根据患者的生理、病理、免疫状态合理用药。老年人血浆白蛋白减少、肾功能减退、肝脏酶活力下降，用药后血药浓度较青年人高、半衰期延长，易发生毒性作用，故用药量应小，为成人用药量的 50%～70%（1/2～2/3）。并应根据肾功能情况选择用药，慎用氨基糖苷类。

（3）老年人胃酸分泌减少，胃排空时间长，肠蠕动减弱，易影响药物的吸收。对中、重症患者，应采用静脉给药为主，病情好转后改为口服用药。

（4）及早确认病原学症状，根据病菌及药物敏感度测定，选择用药。

（5）掌握给药方案及疗程。因老年人多伴有其他基础疾病，故要选择适当的给药方法和途径。用药时间应长，防止反复，一般体温下降，症状消退后 7～14 天停用。特殊情况，如军团菌肺炎用药时间可达 3～4 周。急性期用药 48～72 小时无效者应考虑换药。

（6）治疗中应严密观察不良反应。老年人易发生菌群失调、假膜性肠炎、二重感染，应及时防治。

（7）熟悉药物间的相互作用，避免增加不良反应，发挥协同作用。

3.10 老年慢性支气管炎

老年慢性支气管炎以慢性咳嗽、咳痰或伴有喘息为特征。老年人得了慢性支气管炎后，如不及早治疗，会导致老年人病情迁延数年，甚至伴随终生。慢性支气管炎导致的长期咳嗽和反复感染，还可能导致肺气肿、肺炎，肺源性心脏病等。

3.10.1　老年慢性支气管炎的临床表现

（1）咳嗽：支气管黏膜充血、水肿或分泌物积聚于支气管腔内引起咳嗽。一般早晨咳嗽较重，白天较轻。

（2）咳痰：由于夜间睡眠后管腔内积蓄痰液，起床后或体位变化引起刺激性排痰，一般以清晨排痰较多，痰液一般为白色黏液或浆液泡沫性，偶可带血。

（3）喘息或气急：患者早期无气急现象，反复发作数年，并发阻塞性肺气肿时，可伴有轻重程度不等的气急。患者常常劳动或活动后气喘，严重者生活无法自理。

3.10.2　老年慢性支气管炎的治疗

（1）缓解期的治疗。老年慢性支气管炎缓解期的治疗目标是康复治疗和防止发作。常用的预防治疗措施有酪蛋白（核酪注射液）肌内或皮下注射；气管炎菌苗皮下注射，每周1次，剂量逐渐递增，直至达到维持量；冻干卡介苗肌内注射，一般在秋末冬初进行，可以有效地提高机体免疫力，减轻或防止发作。也可以根据中医辨证施治的原则予以扶正固本治疗，提高免疫功能。据报道，一些植物多糖制剂，如黄芪多糖、灵芝多糖、人参多糖有良好的调节免疫功能作用，服用方便，可以减少老年慢性支气管炎的发作和改善症状。

（2）急性发作期及慢性迁延期的治疗应以控制感染、祛痰为主，喘息型加用平喘药和氧疗。

1）控制感染：发作初始，咽喉干涩、干咳少痰时，虽主要是由病毒引起，但对于老年患者亦应给予3~5天的广谱抗菌药物，如复方阿莫西林片。干咳少痰伴低热，或咳白色黏痰而痰检未见细菌者，应考虑是由支原体、衣原体引起的下呼吸道感染，治疗首选大环内酯类，如罗红霉素。

痰呈黄色说明中性粒细胞增加，痰量不多而咳嗽剧烈者应考虑军团菌或支原体感染，治疗首选大环内酯类，如罗红霉素。痰量多者可能系细菌所致。

痰呈脓性者基本可以肯定是细菌感染。老年慢性支气管炎急性发作多数系院外感染，病原菌以肺炎链球菌、流感嗜血杆菌、金黄色葡萄球菌为多见，轻症者可选用阿莫西林、罗红霉素、环丙沙星、头孢氨苄等，疗程一般 7~10 天；中、重症应以静脉给药为主，依据病情可选用青霉素静脉滴注、复方氨苄西林静脉滴注、喹诺酮类或二、三代头孢类抗生素静脉滴注。

2）祛痰：常用的药物有溴己新，口服；羧甲司坦，口服；溴己新（必嗽平）16 毫克，3 次 / 天，口服；甘草流浸膏口服等。痰黏稠难以咳出者可以采用超声雾化吸入疗法。老年体弱患者常咳嗽无力，除给予祛痰剂外应重视加强护理，如拍背、吸痰等。除剧烈刺激性咳嗽影响休息者外，不宜单独使用镇咳药，以免痰液潴留和抑制呼吸，加重病情。

3）平喘：喘息型发作在控制感染的同时应给予平喘药。间歇发作或轻度持续发作时，按需吸入短效 β_2 受体激动药，效果不佳时可选择加用口服 β_2 受体激动药控释片或茶碱控释片；中度持续发作时，按需吸入短效 β_2 受体激动药和口服茶碱控释片，吸入糖皮质激素。

3.11 前列腺增生

前列腺增生是中老年男性常见疾病之一，随着社会的老龄化，其发病率也不断升高。前列腺增生会挤压尿道，出现一系列排尿障碍症状。前列腺增生可引起尿道炎、膀胱炎、输尿管炎、肾积水、肾盂肾炎，最终导致慢性肾衰竭而威胁患者生命安全。

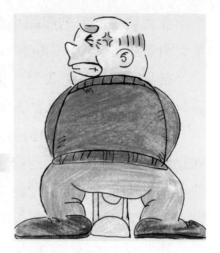

3.11.1　前列腺增生的早期症状

（1）尿频：是前列腺增生的早期信号，尤其夜尿次数增多更有临床意义。一般来说，夜尿次数的多少往往与前列腺增生的程度平行。原来不起夜的老人出现夜间1～2次的排尿，常常反映早期梗阻的来临，而从每夜2次发展至每夜4～5次，甚至更多，说明了病变的发展和加重。

（2）膀胱刺激症状：尿频、尿急、夜尿增多及急迫性尿失禁。尿频是前列腺增生的早期信号，尤其夜尿次数增多更有临床意义。

（3）血尿：尿液中带血即为血尿，又称尿血。正常情况下，尿液中是没有红细胞的。医学上把患者尿液离心沉淀后，用显微镜检查，如果每个高倍视野中有5个以上的红细胞，就叫血尿。

（4）排尿无力、尿线变细和尿滴沥：由于增生前列腺的阻塞，患者排尿要使用更大的力量克服阻力，以至排尿费力。

3.11.2　治疗良性前列腺增生的药物

（1）α_1受体阻滞剂：适用于排尿很困难的患者。α_1受体阻滞剂可分为非选择性α_1受体阻滞剂（酚苄明）、选择性α_1受体阻滞剂（多沙唑嗪、阿夫唑嗪、特拉唑嗪）和高选择性α_1受体阻滞剂（坦索罗辛）。用药起效快，治疗后48小时就能改善症状。但该类药物只能暂时性改善临床症状，不能抑制前列腺的增生，更不能使增生的前列腺缩小。如果连续 1 个月使用 α_1 受体阻断剂无明显症状改善，则应停止使用。

常见不良反应：头晕、头痛、无力、困倦、直立性低血压、逆行射精等，直立性低血压更容易发生在老年及高血压患者中。

（2）5-α 还原酶抑制剂：属于雄激素抑制剂，有缩小患者前列腺体积的作用。该类药物包括非那雄胺和依立雄胺，国外应用的还有度他雄胺。该类药物适用于前列腺体积增大的患者。特点是起效慢，但作用持久，长期使用后可能抑制前列腺的增生。

常见的不良反应：恶心、胃肠道不适、失眠、头晕、勃起功能障碍、射精异常、性欲低下等。

（3）植物制剂：目前在全世界各地，尤其是欧洲国家，植物提取物已被广泛采用，它可以减轻患者排尿困难的症状。常用的该类药物有保前列、护前列、前列康、前列通等。该类药物作用机制目前未明确，但其效果缓和、起效时间长、不良反应小，适用于轻中度症状不明显的老年患者。

3.11.3 前列腺增生患者不可盲目长期用药

如果患者服药后，症状能明显缓解，可继续服用。有些药物是需要服用较长时间才能起作用的，但长期服药并不一定就能治好前列腺增生症。

在服药过程中一定要注意观察，一旦症状加重或出现不良反应，就应逐渐减量或停药。

随着年龄的增长，前列腺增生会不断增大，最终药物治疗将更难起到作用，另外长期服药会给人体造成一定的毒副作用。

如果长期药物治疗效果不好，甚至病情逐渐加重，尿等待、尿潴留、尿不尽、夜尿多等症状严重影响到患者正常休息和生活，此时就应该考虑手术治疗。

3.11.4　前列腺增生患者的用药禁忌

前列腺增生患者日常用药时须高度注意，有些药物可能会加重排尿困难，甚至引起急性尿潴留。

氯苯那敏、异丙嗪、苯海拉明等药物具有一定抗胆碱作用，可以使内脏平滑肌松弛。前列腺增生患者用药后会降低膀胱逼尿肌的张力，加重排尿困难症状。氯苯那敏常与其他药物组成复方制剂，如治疗感冒的药物（速效伤风胶囊、感冒通、克感敏等药）都含有氯苯那敏成分,前列腺增生患者应避免服用,以免加重症状。

前列腺增生患者除了服用药物控制外，在饮食上也应注意，夜间应当限制饮水来缓解尿频症状。咖啡和酒精具有利尿作用，可引起尿量增多、尿频、尿急等症状，因此要限制酒精饮料和咖啡的摄入。

3.11.5　治疗前列腺增生药物的用药原则

（1）明确诊断：前列腺感染、尿道狭窄、前列腺结石、膀胱颈硬化、前列腺癌及其他前列腺疾病均会产生类似良性前列腺增生的症状，因此用药前应做出明确诊断，以免贻误其他疾病用药，达不到理想效果。

（2）合理选药：正确掌握药物作用机制，结合临床明确诊断，针对引起疾病的不同病因合理选择药物。

（3）注意用药的起始剂量与服药时间：有些药物对服药时间及起始服用剂量有特殊要求，如特拉唑嗪首次剂量为1毫克（半粒），睡前服用；高龄患者依据肝功能情况剂量酌减；其他用药时间宜在早晨。

（4）注意药物服用的疗程：药物治疗一般是一个相对较长的过程，持续 4~6 个月症状才能明显改善。应用非那雄胺 5 毫克口服，连续 3 个月后，肥大的前列腺可缩小 20%，中重度前列腺增生患者口服非那雄胺可使尿潴留的发生率、尿道插管率和必须手术率下降 51%，对此，患者应有明确的认识和准备，遵医嘱服用药物，才能得到较理想的效果。

（5）注意药物服用剂量的增减：特拉唑嗪从首次剂量 1 毫克逐渐增至 2.5 毫克，睡前服用，每天 1 次或 l0 毫克，睡前口服，每天 1 次，直至获得较满意的症状和（或）流速改善。托特罗定初始剂量为 2 毫克口服，每天 2 次，根据患者的反应和耐受程度逐渐下调至每次 1 毫克，口服，每天 2 次。

3.12　尿路感染

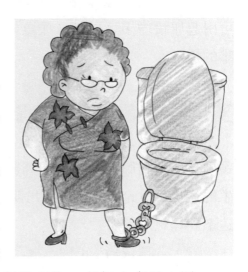

老年人尿路感染以非特异性肾盂肾炎、膀胱炎较多。急性期高热伴寒战、白细胞增高，早期常因尿路症状不明显而误诊。慢性期可出现疲倦、背痛、贫血、高血压、脓尿、蛋白尿。随个体表现不同，但逐步进展均可影响肾功能。膀胱炎除膀胱刺激症状，老年人多见血尿。

3.12.1　老年人尿路感染的临床表现

老年人尿路感染临床表现多不典型，仅半数有尿频、尿急、尿痛等尿路刺激症状，有些老年患者仅表现为细菌尿而无任何自觉症状，故易误诊、漏诊。

3.12.2 老年人尿路感染的特点

（1）感染因素增多。主要有以下 4 方面的诱发因素：①老年男性可因前列腺肥大、肿瘤，女性可因膀胱颈部肥大或挛缩，导致排尿不畅、细菌滞留。②因脑血管疾病而致神经功能减退，引起排尿无力。③老年人逼尿肌功能低下、腹壁松弛、不明原因的尿潴留等，使尿液排出不畅。④糖尿病和长期卧床等。

（2）尿路感染的菌种。老年人肾脏发生退行性病变，肾组织有硬化及瘢痕形成，血液供应差，对细菌抵抗能力减弱，因而易发生 2 种以上的病原菌感染（以变形杆菌、葡萄球菌多见）。

（3）尿路感染症状不明显。有些老年人临床未见明显的尿频、尿急、尿痛及泌尿系统症状，经实验室检查后才发现患者尿路感染。

（4）病情较难控制。老年人有排尿不畅，感染菌种多，常伴多种慢性疾病，接触抗菌药物多，细菌易出现耐药性；老年人免疫功能减弱，因而治愈率较低，病情易反复。

（5）易误诊。老年人出现尿频易认为"肾虚"而忽视进一步检查；出现腰痛易被认为"寒湿"，发热往往被认为是"感冒"而不能及时就诊延误治疗。

3.12.3 老年人尿路感染常见致病菌

泌尿系感染多是由需氧菌所引起。年轻人特别是女性的泌尿系感染的最常见的致病菌为大肠埃希菌。老年人泌尿系感染大肠埃希菌所占的比例明显，而变形杆菌、克雷白杆菌、铜绿假单胞菌、肠球菌及其他革兰阳性菌、真菌、衣原体的感染率也逐渐增高，这是由于老年人的泌尿系感染多为慢性、反复发作及院内或社区内获得性感染所致，而抗菌药物的广泛使用，使耐药菌所致的尿路感染也在不断增多。

3.12.4 老年人尿路感染的治疗

（1）急性膀胱炎：选用喹诺酮类、半合成青霉素或头孢类抗菌药物。

（2）轻型急性肾盂肾炎：可服用喹诺酮类、半合成青霉素或头孢类抗生素。

（3）较重型或重型肾盂肾炎：可静脉滴注氨苄西林、左氧氟沙星等。治疗72小时无效则根据药敏结果更换抗菌药物。

3.12.5 老年人尿路感染的防治

（1）定期检查：如为慢性复发性尿路感染，应做前列腺和尿路造影检查。

（2）尿液检查：做尿常规检查，必要时尿液做细菌培养、药物敏感试验。

（3）严格按医嘱：治疗老年人的细菌尿，无论有无症状均应认真治疗。为能获得彻底治愈，最好使用2种以上的抗生素，疗程最好不少于1周，但剂量不能过大。嘱咐老年患者大量饮水，对抗生素药物疗效不佳者应注意全面检查，以发现和排除尿路梗阻因素（如结石、囊肿，前列腺肥大、肿瘤等）。

（4）由家人督促服药：老年人记忆力较差，若使用口服药物应由家人负责督促按时、按量服药，防止漏服。

3.13　骨质疏松症

骨质疏松症是指骨组织微结构受损、骨骼强度下降、骨质变薄、骨小梁数量减少、骨脆性增加和骨折危险度升高的一种全身骨代谢障碍的疾病。

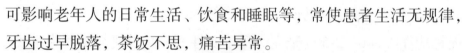

3.13.1　骨质疏松的危害

（1）骨质疏松症的表现主要为疼痛、身材变矮、骨折。严重骨痛可影响老年人的日常生活、饮食和睡眠等，常使患者生活无规律，牙齿过早脱落，茶饭不思，痛苦异常。

（2）骨折发生率高。骨质疏松症最常见的并发症是骨折，轻微外力即可导致骨折，如咳嗽可发生肋骨骨折。60 岁以上老年人骨质疏松并发骨折者高达 12%。轻者可使活动受限，重者须长期卧床，给社会和家人造成很大负担。

（3）老年人骨折可引发或加重心脑血管并发症，导致肺感染和压疮等多种并发症的发生，严重危害老年人的身体健康，甚至危及生命。

（4）骨质疏松的危害性还在于它常常是默默无声、悄悄地发生。多数人没有明显症状，而随着年龄增加，骨钙在不断流失，一旦出现症状，骨钙常常丢失达 50% 以上，短期治疗难以奏效。

3.13.2　常用的治疗老年人骨质疏松的药物

（1）维生素 D 及活性产物：钙的吸收需要维生素 D，两者联合平衡使用，可降低血清副甲状腺激素的分泌，使骨钙回吸入血的量明显减少，增高骨钙。骨质疏松症者常对维生素 D 有抗药性，因此用量应加大到每日 4 000 国际单位。

（2）双磷酸盐：双磷酸盐可以减少骨吸收，抑制破骨细胞的活性，能增加全身松骨骨量。目前常用的骨磷，每日口服 400 毫克，3 个月为 1 个疗程。若病情较为严重，可先用针剂静脉滴注，可持续输注 3～5 日，但不宜超过 7 天，否则会引起低钙血症。

（3）钙剂：增加钙的摄入量，可使负钙平衡转化为正钙平衡，有利于骨重建，且正钙平衡骨量增加，可减少骨折的发生。老年人每日膳食中钙供给量至少应达到 800 毫克，但老年人肠道吸收功能一般比较差，饮食摄入量大多不足，因而最好额外补充钙质，且年龄越大，补充的钙质应越多。对 65 岁以上的老年人，每日补充钙应在 1 500～2 500 毫克。对于女性而言，补钙显得尤为重要。从出生发育停止到 35 岁这个阶段，一般每天应摄入钙 800～1 000 毫克。绝经期前后的女性每日钙摄入量不能低于 1 000 毫克，如果不服用雌激素，每日钙摄入量应增加到 1 500 毫克，要保证足够的钙量，单靠饮食摄入显然是不行的，还得额外补充。但肾结石患者或尿钙高、有发生肾结石危险的患者补钙应慎重。

（4）性激素：人体内的性激素能促进骨骼中蛋白质的合成，刺激骨细胞的生长，维护骨骼的强壮与坚固。可适当补充一些性激素，有利于防治骨质疏松。男性可补充长效睾酮制剂，以增强骨细胞活性、抑制骨吸收，使骨矿物质密度增高。女性尤其是绝经后的女性应补充一些雌激素，因为雌激素可降低骨组织对副甲状腺的敏感性，刺激骨细胞产生骨基质、抑制骨吸收、纠正负钙平衡，同时还可使尿钙及尿羟脯氨酸减少，达到防止骨钙回吸入血的效果。但使用性激素应在医生指导下进行，药剂的用量、疗程的长短及停药都要依据具体情形而定，并且还要密切注意用后的反应，尤其是有无肝脏损害及子宫内膜增殖及功能性出血的情况。老年动脉硬化者用药应谨慎。

（5）降钙素：降钙素具有抑制破骨细胞活性、减少破骨细胞数目、降低骨转换的作用。此外，降钙素还有止痛作用。但它应与钙制剂联合使用，以克服降钙素过度降低血钙而加重骨回收。使用过程中偶尔会发生恶心、呕吐等不良反应。其有效时间较短，一般在 12 ~ 16 个月，长时间使用会出现耐药性。

3.14 老年糖尿病

糖尿病是一种常见病，也是一种终身疾病，很难彻底治愈。糖尿病是由于体内的胰岛素绝对缺乏或相对不足，或是该物质本身质量及其他原因造成不能发挥正常生理作用，而引起的以糖代谢为主的糖、脂肪、蛋白质3大物质的代谢混乱的一种综合病症。

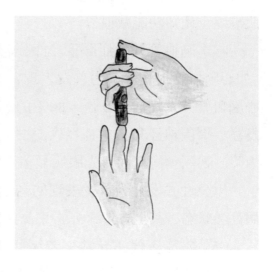

3.14.1 老年糖尿病的发病特点

（1）发病率高。老年糖尿病多为 2 型糖尿病，且发病率高，其原因可以概括为：①老年人新陈代谢减慢，糖代谢也减慢；另外老年人活动量减少，糖利用较差。②老年人体内贮存脂肪量多而肌肉等组织消耗糖减少。③随着年龄增加，胰岛 β 细胞数量减少，胰岛功能逐渐下降。

（2）起病缓慢，症状不典型。老年糖尿病患者常无"三多一少"，即多饮、多食、多尿及体重减少的糖尿病的典型临床表现。其主要原因是：①老年人口渴中枢敏感性较年轻人低，不易出现口渴多饮。②老年人常伴有肾动脉硬化、肾小球滤过率降低，致使老年人肾糖阈较年轻人高，血糖轻度增高时不出现明显的多饮、多尿症状。

（3）部分老年糖尿病患者偶有特殊表现。患者有时伴有特殊表现，如肩关节疼痛、肌痛、精神心理改变、足部皮肤大疱、肾乳头坏死或恶性外耳炎，少数患者表现为低体温、多汗、恶病质、肌萎缩、认知功能减退等。

（4）脑血管并发症严重。部分老年糖尿病患者以慢性并发症（如心脑血管损伤等）为首发表现，病程隐匿。在老年人死因中，心脑血管并发症居第 6 位，80% 的老年糖尿病患者死于心血管并发症，周围神经和自主神经病变发生率随着年龄增长而升高，白内障、视网膜病变和青光眼明显多于年轻患者。

以急性并发症为首发表现的老年糖尿病患者，多表现为糖尿病高渗状态，甚至昏迷，死亡率高达 15% ~ 20%。

（5）常伴多代谢异常。老年糖尿病患者常伴有多代谢异常，主要包括肥胖、高血压、高三酰甘油血症、高低密度脂蛋白胆固醇血症和低高密度脂蛋白胆固醇血症。由此可见，老年糖尿病患者大血管并发症（如冠状动脉粥样硬化）危险显著升高。

（6）老年糖尿病患者治疗依从性及耐受性差。由于记忆和认知能力下降、行动不便、体力不支或经济条件受限等，老年糖尿病患者对治疗依从性差。

3.14.2　糖尿病的危害

目前糖尿病对人类健康危害最大的是在动脉硬化及微血管病变基础上产生的多种慢性并发症，如糖尿病性心脏病、糖尿病性视网膜病变、糖尿病性脑血管病等。

3.14.3　老年糖尿病患者能否自行服药

降糖药的剂量、种类需在医生的指导下使用，否则会产生各种不良反应。其中最常见的不良反应就是低血糖，严重者可危及生命。

3.14.4　治疗糖尿病的药物

治疗糖尿病的药物可以分为胰岛素和口服降糖药两大类。

（1）胰岛素：包括短效胰岛素、中长效胰岛素注射剂、胰岛素类似物、预混胰岛素等。该类制剂主要适用于需要采用胰岛素来维持正常血糖水平患者的治疗。

1）注射用胰岛素制剂是治疗 1 型糖尿病的最重要药物，对胰岛素缺乏的各型糖尿病均有效。

2）胰岛素吸入剂。患者通过专用的吸入器，将雾化的胰岛素经口腔吸入送达肺部，达到给药目的。这种给药方法极大地缓解长期反复注射胰岛素给患者带来的痛苦和不便，提高了患者的生活质量。

胰岛素不良反应：过量注射胰岛素，会引起低血糖症，表现为饥饿感、出汗、心跳加快等，严重者可引起昏迷、休克，甚至死亡；过敏反应，一般反应轻微；脂肪萎缩，多见于注射部位。

（2）口服降糖药可以分为 4 种类型：

1）磺酰脲类药物：常用药物有甲苯磺丁脲、格列本脲、格列齐特、格列吡嗪、格列喹酮等。此类药物为促胰岛素分泌剂，主要通过增加胰岛素的分泌降低血糖。适宜不太肥胖的 2 型糖尿病患者。

常见不良反应为胃肠道不适、恶心、腹痛、低血糖、过敏反应等。

2）双胍类药物：其降糖作用机制是促进组织无氧糖酵解，加强肌肉等组织对葡萄糖的利用，同时抑制肝糖原的异生，减少葡萄糖的产生。此外还可抑制胰高血糖素的释放，是肥胖型糖尿病患者的一线药。此类药物包括盐酸二甲双胍、苯乙双胍。

常见不良反应为食欲减退、恶心、呕吐、腹胀或腹泻等。

3）胰岛素增敏剂：通过增加组织对胰岛素的敏感性而有效地控制血糖。此类药物包括罗格列酮、吡格列酮等。临床上主要用于其他降糖药疗效不佳的 2 型糖尿病患者，尤其对胰岛素抵抗的患者。

常见不良反应为嗜睡、水肿、头痛等。

4）糖苷酶抑制剂：可单独应用或与其他降糖药合用。此类药物包括阿卡波糖等。临床上主要用于空腹血糖正常而餐后血糖升高的患者，尤其是肥胖型糖尿病患者。但需注意要与头几口食物一起嚼咽才能取得满意疗效。

常见不良反应为腹胀、排气多等。

3.14.5 治疗糖尿病药物的用药原则

（1）目前运用于临床的口服降糖药有多种，其服药时间、漏服药物后的处理方法都不同，治疗方案一旦经医生拟定后，就应长期严格遵守。

（2）在常用的口服降糖药中，需在饭前服用的药物有磺酰脲类药物（如格列齐特等）；为克服胃肠道反应，双胍类药物可在进餐时或饭后服用。否则，既达不到应有的降糖效果又可能造成低血糖的发生。

（3）如果偶尔漏服药物，应该考虑当时的具体情况，再酌情处理，一般应遵循两个原则：一是所服降糖药的类型；二是发现漏服的时间。例如，本应餐前服用的磺酰脲类药物，吃完饭才想起来药还没吃，此时可以抓紧补服，也可临时改服快速起效的降糖药；但如果已到了快吃下一顿饭的时候才想起来，这时肚子已空，如果补服或者和下一顿饭前的药物一起服用，有可能由于药物作用太强而引起低血糖。对于这种情况，轻度和中度血糖升高的患者，可以改用长效的口服降糖药，如格列齐特缓释片等。

（4）对于经常漏服降糖药的患者，建议服用缓释剂，这类药物1天只需要服1次，容易操作，有助于患者长期服用，而且降糖作用较平稳，还可以避免低血糖的发生。

3.15　老年性白内障

老年性白内障又称年龄相关性白内障，指随年龄增长所发生的晶状体浑浊，是晶状体老化后的退行性变化。多见于50岁以上老年人，发病率随年龄增长而增高。

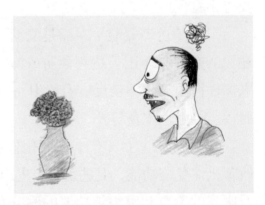

3.15.1　老年性白内障的临床表现及危害

老年性白内障是最常见的致盲眼病之一，是老年人失明的主要原因。50～60岁者老年性白内障的发病率为60%～70%，70岁以上者可达 80%，通常为双眼先后发病。本病确切病因不明，目前多认为与生理性老化、晶状体营养和代谢障碍、遗传因素、生活环境、自然条件影响有关。早期可以没有任何症状，或出现眼前固定性黑点，视物变形，或单眼复视、视力下降至眼前手动或光感。如不及时治疗，可以导致失明，或引起晶状体溶解性青光眼或晶状体过敏性眼内炎，必须引起中老年人的高度重视。

3.15.2　治疗老年性白内障的药物

（1）谷胱甘肽：可阻止晶状体浑浊化，即防止白内障的发展，或使之恢复透明。用于治疗白内障，尤其是初期老年性白内障。本品不宜与磺胺类、四环素类药物合用。

（2）吡诺克辛：能防止晶状体可溶性蛋白与醌亚胺酸结合而形成不溶性蛋白作用，抑制白内障形成和发展。还可对抗自由基对晶状体损害而导致的白内障。适用于老年性白内障、轻度糖尿病性白内障或并发性白内障。本品偶有结膜充血、刺激感、睑缘炎等不良反应。

（3）苄达赖氨酸：本品是醛糖还原酶抑制药，对晶状体醛糖还原酶有抑制作用，达到预防或治疗白内障的目的。适用于早期老年性白内障。不良反应有流泪、一过性灼烧感，偶有恶心、呕吐、腹泻、接触性皮炎等。

（4）眼氨肽：具有生物催化作用，可增强眼组织新陈代谢，改善机体免疫功能，促进角膜上皮组织再生和眼球运动功能恢复。对眼病的治愈和眼组织功能的改善有促进作用。适用于早期老年性白内障。不良反应可见局部注射疼痛，过敏反应等。

（5）视明露眼药水：能促进眼组织血液循环，维持其正常新陈代谢，促使晶状体浑浊吸收，阻止白内障病情发展。适用于早期老年性白内障，也可用于外伤性白内障、继发性白内障等。偶有过敏反应，一旦出现应立即停药。

（6）麝珠明目滴眼液：适用于治疗早、中期老年性白内障。

（7）珍珠明目滴眼液：适用于早期老年性白内障。

需要注意的是，目前尚无一种药物能有效预防或治愈白内障。药物的治疗只能在白内障形成初期起到一定预防和控制作用。白内障发展到影响视力时，还是需要手术治疗。

3.16 老年人干眼症

干眼症又叫角结膜干燥症，是由于眼泪的数量不足或者质量差导致眼部干燥的综合征。严重的干眼症可以导致角膜上皮损伤。

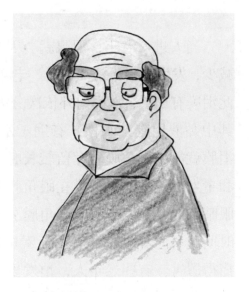

3.16.1 常见症状

常见的症状是眼部干涩和异物感，其他症状有烧灼感、痒感、畏光、红痛、视物模糊、易感疲劳、粘丝状分泌物等。

大多数患者抱怨眼部异物感、烧灼感和一般的眼部不适。这些不适被典型地描述为刮擦感、眼干、疼痛、沙粒感、刺痛感或烧灼感。这些不适感往往是干眼症的证明，因为角膜的表面遍布感觉神经末梢。有相当比例的患者有畏光和间歇性模糊或其他的视力问题。

干眼症的患者常常诉说自己的眼睛易于疲劳，使得读书和看电视发生困难。发生这些困难的原因是当工作需要注意力集中时，眨眼的频率明显减少。当眨眼的频率明显减少时，泪膜蒸发的时间将会明显延长，从而导致在角膜表面形成一个或多个干点。

老年人干眼症的症状主要是有异物感和摩擦感，眼睛干涩不适，视力降低，尤其是晚上看东西更模糊，眼睛肿胀疼痛。干眼症的患者除了眼睛的症状之外，全身的皮肤干燥、粗糙，头发脆弱容易断裂和分叉。若不及时防治，便引起更严重的眼病，所以老年人在春季要积极预防干眼症。

3.16.2　为何老人容易得干眼症

当人进入老年，泪腺就会因为结缔组织增生，泪液分泌相对减少，发生眼睛干涩。另外，老年人的眼角膜表面挂着一层泪膜，此泪膜有 3 层，从内向外依次分为黏液层、水样液层和泪腺质层。其中黏液层有亲水性，有助于水分的保持，3 种物质比例正常，泪膜就能在眼角膜上存留较长时间，保持泪液湿润。当泪液的质和量发生改变时，泪膜在眼角膜上存留时间就会缩短，故而发生眼睛干涩。又因老年人眼角膜上的黏液分泌减少了，所以越睁眼时间过长（如看报、看书、看电视），眼睛就越感到干涩、越疼痛得厉害。有些老年人，怕发生高血压、高血脂、冠心病等，不敢吃肉、蛋、奶等含脂肪的食物，而维生素 A 是润滑眼睛的重要物质，它需要溶解在脂肪中才能被身体吸收利用。吃油脂少的人，常容易缺乏维生素 A，从而引起干眼症。

3.16.3　如何选择眼药水

（1）选择眼药水需有针对性。现今市面上的眼药水，有消炎、抗生素、缓解疲劳等各种类型的，人们在选择眼药水的过程中，先要确定自己的眼部不适是因什么病症引起的。在选择的过程中，要做到有针对性。最好请教眼科医生后，再进行购买。

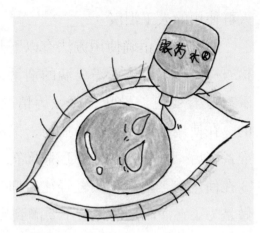

（2）含有抗菌药物的眼药水不可乱用。药店里面含有抗菌药物的眼药水，是可以随意购买的。如选购了这一产品的眼药水，一定要遵医嘱用药。因为长期使用这类眼药水，不仅会引起慢性结膜炎，还会产生耐药性，从而使药物失去抗菌作用。

（3）含有散瞳类药物的眼药水最危险。近视眼的人多会用到散瞳类的眼药水。此类眼药水应多在睡前滴，如白天滴，眼睛则会模糊不清。此外，这类眼药水还具有放大瞳孔的作用，如果患有青光眼的人使用，则会有失明的危险，所以一定要慎用。

（4）含有激素类药物的眼药水会诱发白内障。过多地使用激素类眼药水，会导致药物性青光眼、药物性白内障、单纯性疱疹病毒性角膜炎。需要提醒的是，此类眼药水，如果要长期使用，都要咨询医生或药师。

3.16.4 如何正确使用眼药水

眼用制剂，即常说的眼药水。眼药水分为处方药和非处方药，也分为中药和西药。一般分成 5 类：第 1 类是抗感染的；第 2 类是降低眼压的；第 3 类是针对老年患者的白内障用药；第 4 类是辅助检查用药，在医院比较常用；最后一类是上班族、用眼过多人群使用的人工泪液。

眼药水的正确使用方法有以下几个步骤：①在使用之前，先检查一下药名，查看需要滴的剂量，确定药品在保质期内，再看看有没有变色、异味、浑浊等情况，如果制剂本身就是浑浊型的，在使用前要将它轻轻摇匀，保证药液的浓度一致。②将药水准备好后，要第一时间把手洗干净，避免使用过程中的细菌感染。③在使用前，要先把头轻轻往后仰，眼睛向头顶的方向看，这样做是为了在滴眼药时尽量不要滴到黑眼球上，减少对角膜的刺激。

此外，在准备滴入前，食指要将下眼皮往下拉，露出结膜囊，接着用中指去压迫鼻内侧和眼角之间的鼻泪管，防止它吸收到嘴中，滴时要把嘴张开，便于保持姿势。另外一只手拿住眼药水，保持悬空在眼睛上方 1～2 厘米的地方，滴入下眼睑，滴后将下眼皮往下拉，轻轻闭眼，不要挤眼睛，也不要由于滴入眼药水后受刺激而揉眼睛，只需轻轻闭上眼睛 5 分钟即可。如果要滴第 2 种眼药水，建议间隔 10 分钟以上，然后重复上面的操作。

3.16.5　为什么滴完眼药水后，嘴里会特别苦

这是因为眼药水通过鼻泪管进到了嘴里，所以滴眼药时要压迫鼻泪管，防止眼药通过鼻泪管进入口腔。如果眼药水再从口腔进入体内，可能会引起全身的不良反应。此外，在给孩子滴眼药水时，大人要帮忙按压鼻泪管。

3.16.6　使用多种不同类型的眼药水时应注意先后顺序

滴眼药水是有顺序的。首先滴吸收快的，眼药膏吸收慢，所以应该白天先滴眼药水，晚上睡觉时再涂眼药膏。其次，当两种都是眼药水时，就要先滴刺激性比较小的，后滴刺激性比较强的，

如先滴湿润眼球、缓解眼干症状的,然后再滴治疗眼部疾病的。最后,第1种眼药水滴完10分钟后再滴另一种,中间间隔时间不要太短,以免影响药效。另外,每次滴1~2滴就可以了。因为结膜囊本身容积有限,滴多了也不起作用。

3.16.7　眼药水打开后的保存期是多长时间

已经开封的眼药水,要讲究保存环境,阴凉、干燥、通风,避光等。有的眼药水中含有防腐剂,在开封后一般是4周内有效,建议不超过1个月。而没有防腐剂的眼药水,它的有效期很短,建议在开封后1周内使用。另外,很多人习惯随身带着眼药水,眼睛干时滴,眼疼时候滴。其实大家都没有考虑体温的作用,体温会给眼药水加热,有效期也会大大地缩短,建议大家要注意保存。不要因为考虑经济成本而使我们的眼睛受到威胁。还要提醒的是,家庭成员之间不要互相使用眼药水,避免交叉感染。

3.16.8　眼用制剂滴几次比较合适

如果是湿润眼睛的,可以1日多次使用,目前也没有一个明确的数字说滴多少次最好,但是一般建议滴4~5次就可以。如果是治疗用的眼药水,会有明确的使用要求,按照说明书来,或者按照医生的嘱咐使用即可。一般是要根据眼睛的症状来酌情使用。

图书在版编目(CIP)数据

老年人合理用药/董文哲,吴国忠编著.—上海:复旦大学出版社,2015.8(2024.7重印)
上海市老年教育普及教材
ISBN 978-7-309-11588-8

Ⅰ.老…　Ⅱ.①董…②吴…　Ⅲ.老年人-用药法　Ⅳ.R452

中国版本图书馆 CIP 数据核字(2015)第 152285 号

老年人合理用药
董文哲　吴国忠　编著
责任编辑/魏　岚　王　瀛

复旦大学出版社有限公司出版发行
上海市国权路 579 号　邮编:200433
网址:fupnet@ fudanpress.com　http://www.fudanpress.com
门市零售:86-21-65102580　团体订购:86-21-65104505
出版部电话:86-21-65642845
常熟市华顺印刷有限公司

开本 787 毫米×1092 毫米　1/16　印张 6.25　字数 69 千字
2024 年 7 月第 1 版第 4 次印刷
印数 7 301—9 400

ISBN 978-7-309-11588-8/R·1478
定价:36.00 元